Nanziri Carol
Gakenia Wamuyu Maina
Kirunda Tabusibwa Barbara

Factores associados à ingestão alimentar em adultos seropositivos

Nanziri Carol
Gakenia Wamuyu Maina
Kirunda Tabusibwa Barbara

Factores associados à ingestão alimentar em adultos seropositivos

ScienciaScripts

Imprint

Cover image: www.ingimage.com

This book is a translation from the original published under ISBN 978-3-330-35246-9.

Publisher:
Sciencia Scripts
is a trademark of
Dodo Books Indian Ocean Ltd. and OmniScriptum S.R.L publishing group

120 High Road, East Finchley, London, N2 9ED, United Kingdom
Str. Armeneasca 28/1, office 1, Chisinau MD-2012, Republic of Moldova, Europe
Printed at: see last page
ISBN: 978-620-7-67931-7

ÍNDICE DE CONTEÚDOS

CAPÍTULO 1 6

CAPÍTULO 2 10

CAPÍTULO 3 20

CAPÍTULO 4 24

CAPÍTULO 5 34

CAPÍTULO 6 50

CAPÍTULO 7 59

DEDICAÇÃO

Dedico este trabalho à minha querida e amada mãe, a Sra. Betty Nalubega Mwanjuzi, que me ensinou os melhores valores da vida, como a honestidade e a integridade, e que abdicou de toda a liberdade que poderia ter para me apoiar em todos os momentos.

AGRADECIMENTOS

Este trabalho foi possível graças à ajuda inestimável de várias pessoas que requerem mais espaço do que o disponível.
Em primeiro lugar e acima de tudo, agradeço ao Pai Celestial que me deu boa saúde, uma boa equipa e os clientes que participaram ativamente neste estudo.

Gostaria de agradecer aos meus supervisores académicos, a Dra. Gakenia Wamuyu Maina e a Sra. Kirunda Tabusibwa Barbara, pela assistência abrangente que deram na correção desta dissertação.

Agradeço ao pessoal académico da Escola de Saúde Pública da Universidade de Makerere pela sua extensa crítica que ajudou a remodelar a investigação para padrões aceitáveis.
Agradeço a toda a direção e administração do The Mildmay Centre- Uganda pelo imenso apoio e encorajamento dados.

Os meus agradecimentos especiais vão para o Dr. David Katende e para a Dra. Judy Oriikiriza, que me ajudaram a manter-me firme quando as coisas se tornaram difíceis, e para o Dr. Emmanuel Luyirika, Diretor do Mildmay Centre Uganda, que me deu autorização para realizar o estudo no TMC. Os meus agradecimentos vão também para os enfermeiros do TMC, Sr. Wante Sam e Srta. Kusiima Monica, pelo seu apoio inabalável e assistência na recolha de dados.

Que Deus Todo-Poderoso vos abençoe a todos!

ACRÓNIMOS E ABREVIATURAS

AIDS	Acquired Immune Deficiency Syndrome
ART	Antiretroviral Therapy
ARV	Antiretroviral Drug
BMI	Body Mass Index
CDC	Centres for Disease Control and prevention
CD4+	Cluster of Differentiation 4
IDDS	Individual Dietary Diversity Score
FANTA	Food and Nutrition Technical Assistance
FAO	Food and Agriculture Organization of the United Nations
FGD	Focus Group Discussion
HAART	Highly Active Antiretroviral Therapy
HDDS	Household Dietary Diversity Score
HIV	Human Immunodeficiency Virus
HSDS	Health Demographic Survey
HSSP	Health Sector Strategic Plan
MOH	Ministry of Health
MTCT	Mother-to-child Transmission
PEPFAR	Presidential Emergency Plan For AIDS Relief
PHA's	People Living with HIV/AIDS
REE	Resting energy expenditure
TMC	The Mildmay Centre
UDHS	Uganda Demographic and Health Survey
UNICEF	United Nations International Children's Emergency Fund
USAID	United States Agency for International Development
USDA	United States Department of Agriculture
WHO	World Health Organization

DEFINIÇÃO DE TERMOS

A ingestão alimentar refere-se aos alimentos e bebidas ingeridos para fins de nutrição.

A diversidade alimentar refere-se ao consumo de uma variedade de grupos de alimentos considerados um indicador da qualidade da dieta e da adequação nutricional geral.

Refeição refere-se aos alimentos servidos ou consumidos num determinado momento do dia, como o pequeno-almoço, o almoço ou o jantar.

A nutrição refere-se ao processo através do qual os alimentos e bebidas ingeridos são digeridos e absorvidos pelo organismo, de modo a fornecerem nutrientes para um crescimento, desenvolvimento e saúde normais.

Pessoas com VIH/SIDA (PVVS) refere-se a pessoas que fizeram um teste de VIH e foram declaradas positivas, quer apresentem ou não quaisquer sintomas de infeção ou de doença de SIDA.

O lanche refere-se a alimentos normalmente consumidos entre as refeições.

CAPÍTULO 1

1.1 INTRODUÇÃO E ANTECEDENTES

1.2 Introdução

Vinte anos depois de terem sido comunicados os primeiros indícios clínicos de SIDA, o VIH/SIDA continua a ser a doença mais devastadora, sendo responsável por cerca de 33,2 milhões de pessoas no mundo que vivem atualmente com o VIH/SIDA. Destes, 32,9 milhões são adultos. Em 2007, cerca de 2,5 milhões de pessoas foram infectadas recentemente e mais de 2,1 milhões de pessoas morreram de VIH/SIDA. O número de novas infecções continua a aumentar diariamente (até 1500). A África tem as taxas de prevalência do VIH mais elevadas do mundo, variando entre <0,1% e 28,0%. A África Subsariana (ASS) continua a ser a região mais atingida, sendo a SIDA a principal causa de morte na região. Cerca de 90% de todos os adultos seropositivos vivem na região da África Subsariana (ONUSIDA, 2008).

O VIH/SIDA foi descoberto no Uganda em 1982 e a epidemia progrediu e espalhou-se muito rapidamente por todo o país, atingindo uma prevalência nacional de 18,3%, com algumas zonas a registar uma prevalência superior a 30%, no final de 1992. Em janeiro de 2006, mais de 2 milhões de ugandeses estavam infectados com o VIH/SIDA e metade destes morreram de doenças relacionadas com o VIH/SIDA, incluindo a subnutrição (UHDS, 2006). Em 2007, a prevalência nacional era de 6,4%. Em geral, as infecções são mais elevadas nas zonas urbanas do que nas zonas rurais. O distrito de Kampala, a capital do Uganda, tem a maior prevalência de VIH/SIDA a nível nacional, com cerca de 8% (UNAIDS, 2008).

Em 1988, foi sublinhada a importância do apoio nutricional na prevenção da desnutrição grave, no reforço da resposta imunitária e na otimização da qualidade de vida, especialmente na melhoria da resposta ao tratamento (Resler S, 1998). A nutrição é uma componente importante dos cuidados globais para as pessoas que vivem com o

VIH/SIDA (PVH/SIDA) e é particularmente importante em contextos de recursos limitados, onde a subnutrição e a insegurança alimentar são endémicas. Os efeitos celulares da subnutrição e do VIH no sistema imunitário são semelhantes, comprometendo-o através da diminuição das células T CD4, da supressão da hipersensibilidade retardada e de respostas anormais das células B (Scrimshaw et al, 1997).

Fornecer alimentos e nutrição suficientes para satisfazer as necessidades básicas da população em termos de saúde, crescimento e desenvolvimento tem sido um desafio de longa data para os países africanos. Este desafio é ainda mais exacerbado pelo aparecimento do VIH/SIDA. O efeito de uma nutrição deficiente no caso das PHA é ainda mais terrível, uma vez que têm de lutar contra as infecções oportunistas. A gestão dietética das pessoas com PHA é fundamental para manter a capacidade de continuar a participar na força de trabalho e contribuir para o desenvolvimento socioeconómico (Soyiri IN & Laar AK, 2004). A ingestão de uma diversidade de alimentos é uma recomendação internacionalmente aceite para um regime alimentar saudável e está associada a resultados positivos em termos de saúde, como a redução da incidência de mortalidade (Michels et al, 2002). A diversidade alimentar é, portanto, um conceito-chave que deve ser promovido na gestão da situação nutricional das pessoas com PHA.

A diversidade alimentar é uma medida qualitativa do consumo de alimentos que reflecte o acesso das famílias a uma grande variedade de alimentos e é também um indicador da adequação dos nutrientes da dieta de um indivíduo. A pontuação da diversidade alimentar individual (IDDS) tem como objetivo captar a adequação dos nutrientes e muitos estudos entre pessoas de diferentes grupos etários mostraram que o seu aumento está relacionado com o aumento da adequação dos nutrientes da dieta. As pontuações de diversidade alimentar têm sido positivamente correlacionadas com o aumento da adequação da densidade média de micronutrientes dos alimentos complementares (FANTA, 2006) e com a adequação dos micronutrientes da dieta em adultos (Ogle et al, 2001; Foote et al, 2004).

O Uganda deu passos notáveis na abordagem do impacto do VIH/SIDA na nutrição, desenvolvendo as *Directrizes Nacionais de Nutrição para as PHA*, que salientam a importância de uma boa nutrição no VIH/SIDA (Ministério da Saúde do Uganda, 2006). Para além de fornecer tratamento, cuidados e apoio em matéria de VIH/SIDA, o Uganda também tentou resolver a insegurança alimentar fornecendo ajuda alimentar e apoio a actividades geradoras de rendimentos, uma abordagem holística da gestão do VIH/SIDA. Apesar disso, o fosso entre as directrizes/pacotes nutricionais e a prática real continua a ser grande. A quantidade de educação nutricional e de aconselhamento prestado não corresponde à mudança de comportamento nutricional desejada.

1.3 . Antecedentes

O Mildmay Centre (TMC) é um centro de referência médico terciário não governamental para a gestão do VIH/SIDA situado a 6 quilómetros da cidade de Kampala, na estrada de Entebbe. O centro médico foi inaugurado em 1989 e trabalha em parceria com o Ministério da Saúde para oferecer cuidados médicos abrangentes em matéria de VIH/SIDA tanto a adultos como a crianças, mas também dá formação a profissionais de saúde nacionais e internacionais na gestão do VIH/SIDA. No final de 2008, o TMC tinha um total de 9.730 clientes registados para serviços. Existe um total de 9 clínicas rurais satélite e 6 centros comunitários de proximidade que servem 12.489 clientes até à data nos distritos de Luweero, Mityana, Mukono, Kamwenge, Wakiso e Mpigi, com o objetivo de chegar a mais PVVS para prestar cuidados de VIH/SIDA.

Os cuidados médicos, abertos aos pacientes quatro dias por semana, incluem cuidados clínicos, cuidados e apoio nutricional, aconselhamento psicossocial e espiritual, fisioterapia, serviços laboratoriais, cuidados dentários, terapia ocupacional e assistência social. Sessenta e seis por cento de todos os pacientes atendidos no TMC são adultos com idade superior a 18 anos (relatório anual do TMC, 2008). Há oito médicos a tempo inteiro, incluindo um médico. O departamento de enfermagem é composto por uma equipa de nove enfermeiros registados que fazem a triagem dos participantes e cuidam dos pacientes muito fracos e doentes enquanto esperam para serem vistos pelos médicos.

A unidade de nutrição do serviço de assistência à família atende uma média de 70 pacientes por mês e forneceu ajuda alimentar a uma média de 30 famílias até abril de 2008. Trinta e cinco por cento dos pacientes atendidos para cuidados e apoio nutricional são adultos. Os cuidados nutricionais para adultos são prestados através de serviços externos que incluem aconselhamento clínico e nutricional. Isto implica a prescrição de suplementos nutricionais ou medicamentos, como vitaminas, minerais e heamaténicos, e a prestação de educação nutricional às pessoas que se queixam e apresentam sintomas e sinais de deficiências nutricionais, mas que também podem ter factores de predisposição para uma ingestão alimentar inadequada. Apesar de todos estes esforços, há pouca informação sobre a diversidade de alimentos consumidos pelos clientes atendidos no centro e não há informação disponível sobre os factores que a influenciam.

CAPÍTULO 2

2.0 REVISÃO DA LITERATURA

2.1 Introdução

O impacto da nutrição no VIH e na progressão da doença é difícil de estudar. Do ponto de vista biológico, existem múltiplas relações entre o VIH/SIDA e o estado nutricional. Há provas de que a probabilidade de infeção pelo vírus VIH pode ser reduzida nos indivíduos que têm um bom estado nutricional, com os micronutrientes, especialmente a vitamina A, a desempenharem um papel significativo. Ao mesmo tempo, o aparecimento da doença e mesmo a morte podem ser retardados em indivíduos seropositivos bem nutridos (FAO, 1999). Estudos demonstraram que os indivíduos gravemente subnutridos [índice de massa corporal (IMC) < 16,0 kg/m^2] têm um risco seis vezes maior de morrer nos primeiros 3 meses do que os que têm um estado nutricional normal (Zachariah et al, 2006). Outros estudos mostraram que os resultados clínicos eram comparativamente fracos e que o risco de morte era comparativamente elevado nos participantes infectados pelo VIH com um consumo ou estado de micronutrientes comprometido (Tang AM, 1997). Estudos de investigação baseados na comunidade nos EUA revelaram que a perda de peso moderada (< 5%) e a perda de peso grave (5-10%) durante um período de quatro meses estavam associadas a um risco subsequente acrescido de infecções oportunistas e de mortalidade, incluindo pneumonia por Pneumocystis jiroveci (anteriormente P. carinii), citomegalovírus e o complexo Mycobacterium avium (Wheeler DA et al, 1998).

As causas desta elevada taxa de subnutrição têm sido atribuídas a uma ingestão alimentar inadequada, co-morbilidade, ignorância, pobreza, tabus e estilos de vida. Os cientistas da nutrição acreditam geralmente que as dietas saudáveis são diversificadas. Em 1996, Hsu-Hage et al descobriram que os nutrientes essenciais para satisfazer as necessidades nutricionais não se encontram todos num único alimento, mas sim numa dieta composta por uma série de alimentos e que a diversidade das dietas protege contra as doenças crónicas (McCullough et al. 2002).

2.2 Malnutrição e VIH: Um ciclo vicioso

A nutrição e o VIH estão fortemente relacionados entre si, uma vez que qualquer deficiência imunitária resultante do VIH/SIDA conduz à subnutrição e a subnutrição conduz à deficiência imunitária, agrava o efeito do VIH e contribui para uma progressão mais rápida para a SIDA. A maior parte dos mecanismos de defesa do hospedeiro são alterados na desnutrição energético-proteica [PEM], bem como durante as carências de oligoelementos e vitaminas (Bendich e Chandra, 1995). As carências de micronutrientes associadas ao VIH variam consoante as populações e de acordo com a fase da doença; estão associadas a uma progressão acelerada da infeção pelo VIH para SIDA; e são preditivas da mortalidade relacionada com a SIDA (Piwoz e Preble, 2000). Algumas pessoas infectadas apresentam um aumento da má absorção de nutrientes, mesmo quando assintomáticas (Keating et al., 1995). O VIH actua replicando-se no interior dos glóbulos brancos desde o ponto de infeção, período de janela, passando pela seroconversão até às fases assintomática e sintomática. Para eliminar a infeção, o sistema imunitário desempenha um papel importante no reconhecimento e na destruição desta infeção. As células que medeiam a imunidade incluem os linfócitos. Entre estes, as células CD4 são fundamentais para o sistema imunitário. Tanto o sistema imunitário como os níveis de nutrientes estão correlacionados com a progressão da doença. Isto implica que a desnutrição resulta no aumento da replicação do VIH e que a primeira é um resultado do próprio VIH.

Como resultado do aumento da taxa metabólica basal, para atacar a infeção viral do VIH em casos agudos, o corpo mobiliza gorduras e proteínas mais tarde, resultando em perda de peso, perda de massa muscular, fraqueza e deficiências de nutrientes. Em fases avançadas, instalam-se infecções oportunistas que interferem com a ingestão, a digestão e a absorção (ou seja, feridas na boca, lesões) e necrose do trato gastrointestinal. A má absorção de nutrientes impede o organismo de utilizar os nutrientes fornecidos pelos alimentos e contribui para as perdas de energia e de nutrientes, o que dificultará cada vez mais a capacidade das pessoas que vivem com VIH/SIDA de satisfazerem as suas necessidades nutricionais acrescidas. Se a má absorção de nutrientes não for devidamente tratada, o défice de energia e de nutrientes aumentará e enfraquecerá ainda mais a pessoa e o seu sistema imunitário, acelerando a progressão da doença.

A relação entre o VIH/SIDA e a malnutrição é um exemplo clássico do ciclo vicioso da disfunção imunitária, das doenças infecciosas e da malnutrição. Tal como ilustrado na figura 1, a malnutrição pode enfraquecer o sistema imunitário e aumentar a vulnerabilidade às infecções, podendo acelerar a progressão da doença do VIH.

Figura 1: O ciclo vicioso da malnutrição e do VIH

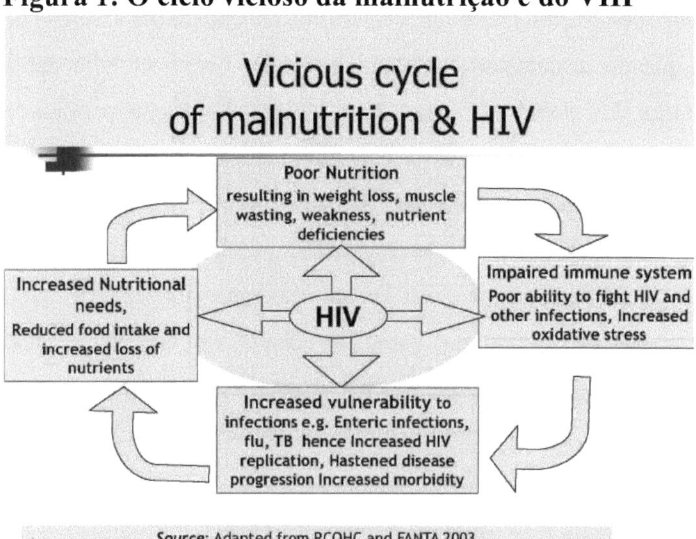

Source: Adapted from RCQHC and FANTA 2003

A nutrição é uma componente importante dos cuidados globais para as PVVS e é particularmente importante em contextos de recursos limitados, onde a subnutrição e a insegurança alimentar são endémicas. Na ASS, estima-se que o peso da malnutrição no VIH seja de 10,3% (Olalekan A Uthman, 2008). A Organização Mundial de Saúde e a Organização das Nações Unidas para a Alimentação e a Agricultura recomendam uma variedade de alimentos para uma nutrição adequada

(FAO/WHO, 2004). A literatura dos países industrializados e em desenvolvimento mostra que os índices de diversidade reflectem claramente a qualidade global da dieta (Torheim et al, 2004). Outros estudos revelaram que os indivíduos com um baixo consumo alimentar têm uma maior prevalência de peso insuficiente (Savy et al, 2005).

A situação no Uganda no que respeita ao estado nutricional dos adultos com VIH é desconhecida, embora os dados das intervenções nutricionais da UNICEF para as pessoas com VIH no Quénia sugiram que a prevalência da subnutrição (IMC <18,5) entre os adultos varia entre 15% e 65% (Kenyan Strategy for Nutrition and HIV/AIDS, 2007-2010). Nas zonas rurais do Uganda, as taxas de mortalidade por todas as causas em indivíduos com VIH/SIDA são muito mais elevadas e o tempo de progressão para a morte muito mais curto do que nos países desenvolvidos, o que é frequentemente agravado por um estado nutricional deficiente (Morgan et al, 1997). Em janeiro de 2003, foi lançada a PEPFAR, a maior iniciativa de saúde pública da história dirigida a uma única doença, com o objetivo de financiar actividades relacionadas com o VIH/SIDA destinadas a prestar serviços abrangentes e integrados de prevenção, tratamento, cuidados e apoio. As prioridades do PEPFAR incluem a satisfação das necessidades nutricionais das pessoas afectadas pelo VIH/SIDA, mas a maior parte do trabalho realizado centrou-se nas crianças e nas mulheres grávidas. Por conseguinte, é necessária investigação no que diz respeito à nutrição dos adultos que vivem com o VIH/SIDA.

2.3 Factores que afectam a diversidade alimentar dos adultos seropositivos

Verificou-se que os seguintes factores estão associados à diversidade alimentar, incluindo: factores sociodemográficos, económicos, relacionados com a saúde e factores pessoais como o conhecimento, as crenças e as percepções associadas à ingestão alimentar.

2.3.1 Factores sócio-demográficos

Verificou-se que os adultos mais velhos no Botswana consomem pouca variedade de alimentos, com produtos lácteos, frutas e legumes inadequados (35,2%, 59,3% e 22,4%), respetivamente (Clausen et al, 2004). Outro estudo transversal entre os idosos inquiridos em Sharpeville, África do Sul, comparando a baixa média da pontuação da diversidade alimentar (3,41 +/- 1,34) e a pontuação da variedade alimentar (4,77 +/- 2,2) com os parâmetros de pobreza, confirmou a insegurança alimentar das famílias nesta comunidade (Oldewage-Theron e Kruger, 2008). No entanto, um estudo anterior concluiu que os inquiridos do grupo etário mais velho tinham uma ingestão média mais elevada de todos os nutrientes em comparação com os seus homólogos mais jovens (Holcomb et al, 1995).

Um estudo realizado em Boston e Rhode Island revelou que 25% a 35% das mulheres ingeriam menos de 75% das doses diárias recomendadas de vitaminas A, C, E e B-6, ferro e zinco e que as famílias chefiadas por homens apresentavam maior segurança alimentar, de acordo com Sebastian et al, 2005. Em 1995, um estudo realizado no Kansas por Holcomb também estabeleceu que o ensino superior está associado ao consumo regular de uma maior variedade de alimentos. Em 2005, um estudo de Sebastian estabeleceu que o ensino superior está fortemente associado à segurança alimentar do agregado familiar. Um estudo transversal realizado num ambiente semi-rural no Louisiana concluiu que o consumo de cereais/pães, produtos lácteos, fruta/100% sumos de fruta e vegetais era mais elevado nos indivíduos com mais de 12 anos de escolaridade (Deshmukh-Taskar, 2007).

Foi encontrada uma pontuação mais elevada na variedade de alimentos associada à residência urbana (Clausen et al, 2004). Outros estudos estabeleceram que os residentes urbanos têm frequências de consumo mais elevadas para todas as categorias de alimentos do que os residentes rurais (Holcomb et al, 1995) e que a urbanização é acompanhada por uma melhoria na ingestão de micronutrientes (Vorster et al, 2005). Também um estudo transversal numa zona rural do nordeste do Burkina Faso (África

Ocidental) revelou uma qualidade alimentar globalmente pobre, com um DDS médio = 5,1 (1,7) grupos de alimentos (Savy M et al, 2005).

Existem outros factores sociais associados à ingestão alimentar que foram estabelecidos. Verificou-se que os indivíduos casados consomem mais porções de snacks/sobremesas, mas menos porções de bebidas alcoólicas do que os solteiros (Deshmukh-

Taskar, 2007). Há também provas de uma diferença óbvia nas pontuações da dieta entre os grupos étnicos e a religião. Verificou-se que as mulheres muçulmanas têm as pontuações mais baixas, enquanto as mulheres cristãs têm as mais altas (Savy et al, 2005). Verificou-se que um agregado familiar grande tem um impacto positivo na segurança alimentar e na qualidade da dieta (Toulmin, 1986). Embora haja indicações de estudos anteriores de que existe uma associação positiva entre o consumo de cigarros e o consumo de álcool, estes mostram provas de pouca relação entre estes hábitos e a ingestão de nutrientes (Marian Fisher e Tavia Gordon, 1985).

2.3.2 Factores socioeconómicos

Vários estudos transversais que avaliaram os factores determinantes da diversidade alimentar em populações adultas concluíram que a diversidade alimentar está associada ao estatuto socioeconómico (Torheim et al, 2004; Savy et al, 2005; Hatloy et al, 2000). Verificou-se que o rendimento do agregado familiar, enquanto indicador de substituição do estatuto socioeconómico, está fortemente associado ao acesso a uma ingestão alimentar adequada/segurança alimentar (Sanusi et al, 2006). O acesso aos alimentos que os membros do agregado familiar têm está fortemente associado ao controlo que têm sobre os recursos ou rendimentos do agregado familiar, particularmente no caso das mulheres e dos seus filhos (Linda Mayoux, 2006). Os resultados quantitativos de um inquérito realizado nos EUA para estabelecer a relação entre o rendimento e a insegurança alimentar indicaram que os inquiridos com rendimentos mais baixos tinham maior probabilidade de sofrer de insegurança alimentar (Nicholas T. Vozoris e Valerie S. Tarasuk, 2003).

Um estudo realizado por Turrell et al em 2002 sobre os padrões socioeconómicos de compra de alimentos mostrou que as pessoas de meios socioeconómicos desfavorecidos eram menos propensas a comprar alimentos de mercearia que eram comparativamente ricos em fibras e pobres em gordura, sal e açúcar. Os trabalhadores de profissões manuais e os residentes em agregados familiares com baixos rendimentos compravam menos tipos de fruta e legumes, e com menos regularidade, do que os seus homólogos de estatuto mais elevado.

2.3.3 Factores individuais relacionados com a saúde

2.3.3.1 Doenças

Verificou-se que uma alimentação de melhor qualidade está menos associada a obstáculos como sentir-se doente e a menos problemas relacionados com doenças ou medicamentos (Scott et al, 1998). Em Abidjan, um estudo transversal com 100 inquiridos infectados pelo VIH em diferentes fases da infeção mostrou que a ingestão alimentar dos inquiridos infectados pelo VIH é agravada por acontecimentos clínicos como anorexia, catabolismo, infeção crónica, febre, náuseas, vómitos, diarreia, má absorção, perturbações metabólicas, depressão e efeitos secundários dos medicamentos e que a ingestão nutricional é geralmente inferior à recomendada (Young, 1997).
Os primeiros estudos demonstraram que a redução da massa celular corporal e a diminuição dos níveis de albumina sérica estavam associadas a uma sobrevivência mais curta nos participantes com SIDA, independentemente da contagem de células CD4 (Kotler et al, 1998). Um estudo com 119 inquiridos para avaliar a correlação entre a ingestão de micronutrientes e o estado imunitário em inquiridos infectados com VIH estabeleceu que a ingestão de vitamina A e D estava correlacionada com o aumento da contagem de CD4+ (De Luis et al, 2002). Um estudo transversal realizado na região

de Free State, na África do Sul, identificou um baixo consumo de micronutrientes por todos os inquiridos infectados com VIH/SIDA, com uma tendência para um consumo mais baixo nos inquiridos com uma contagem de CD4+ < 200 células/mm^3 , possivelmente devido à ocorrência frequente de infecções oportunistas (Casttebon et al,1995). Um estudo prospetivo efectuado na área de Boston e Rhode Island entre 516 indivíduos com VIH concluiu que a ingestão de macronutrientes, mas não de micronutrientes, estava estatística e inversamente associada à diminuição da contagem de células CD4+ (Woods et al, 2002.No entanto, um estudo transversal realizado num hospital sul-africano com oitenta e um inquiridos com VIH/SIDA em diferentes fases da doença concluiu que não existia qualquer associação entre a fase da doença e o estado nutricional ou entre uma doença mais avançada e deficiências de micronutrientes (Dannhauser et al, 1999), embora tenha confirmado que os inquiridos com VIH/SIDA desta população estavam subnutridos.

2.3.3.2 Aconselhamento e educação nutricional

Os estudos sobre a eficácia do aconselhamento nutricional como intervenção para melhorar os resultados em matéria de saúde dos inquiridos seropositivos demonstraram que o aconselhamento nutricional sobre a ingestão de proteínas na dieta melhorou a saúde e o estado nutricional dos inquiridos, permitindo-lhes levar uma vida mais longa e de melhor qualidade, especialmente na ausência de terapia antirretroviral (Tabi et al, 2005). A ingestão alimentar desempenha um papel fundamental na manutenção de um estado nutricional ótimo e as PVVS podem ser incapazes de escolher e comer uma dieta variada se não possuírem conhecimentos nutricionais adequados (Meyer, 1994). O potencial de subnutrição é exacerbado pela falta de conhecimentos básicos sobre nutrição. A investigação demonstrou que um nível mais elevado de conhecimentos sobre nutrição está positiva e significativamente associado a uma melhor qualidade alimentar (Boulanger PM et al, 2000). Um estudo comparativo no Sudão ilustrou o potencial de um programa de educação nutricional para criar uma nutrição mais óptima (El Hiday e Zumrawi, 1992). Num estudo prospetivo de 45 adultos infectados pelo VIH sobre atitudes nutricionais através de questionários, verificou-se que a autorelação de ter uma boa alimentação e a crença na importância da alimentação para a saúde estavam positivamente correlacionadas com uma melhor qualidade da alimentação.

A par da escassez de informação adequada, exacta e útil relacionada com o VIH e a nutrição, circulam também na comunidade muitos mitos e ideias erradas; no entanto, muito pouco está documentado a este respeito.

2.5 Medição da diversidade alimentar

A obtenção de dados detalhados sobre o acesso aos alimentos por parte dos agregados familiares ou sobre o consumo individual pode ser demorada, dispendiosa e requer um elevado nível de competência técnica, tanto na recolha como na análise dos dados. O questionário sobre a diversidade alimentar é um instrumento que proporciona uma abordagem mais rápida, de fácil utilização e económica para medir as mudanças na qualidade da alimentação a nível familiar e individual. A administração e a pontuação/análise dos instrumentos são simples e rápidas. A diversidade alimentar é uma medida qualitativa do consumo alimentar que reflecte o acesso dos agregados familiares a uma grande variedade de alimentos, e é também um indicador da adequação dos nutrientes da dieta dos indivíduos.

A pontuação da diversidade alimentar é criada através da soma do número de alimentos individuais ou de grupos de alimentos consumidos durante um período de referência. Isto pode constituir uma simples contagem dos grupos de alimentos que um agregado familiar ou um indivíduo consumiu nas últimas 24 horas. O cálculo é ligeiramente diferente se for utilizado a nível do agregado familiar ou do indivíduo e tem significados diferentes. A pontuação da diversidade alimentar do agregado familiar (HDDS) reflecte, de uma forma instantânea, a capacidade económica de um agregado familiar para consumir uma variedade de alimentos e o seu aumento está associado ao estatuto socioeconómico e à segurança alimentar do agregado familiar (Hoddinot & Yohannes, 2002). A pontuação da diversidade alimentar individual (IDDS) tem por objetivo captar a adequação dos nutrientes. Muitos estudos efectuados em vários grupos etários diferentes demonstraram que um aumento da pontuação da diversidade alimentar individual está relacionado com uma maior adequação da dieta em termos de nutrientes. As pontuações de diversidade alimentar também foram positivamente correlacionadas com o aumento da adequação da densidade média de micronutrientes dos alimentos complementares (FANTA, 2006). As estatísticas de nível populacional de interesse para a diversidade alimentar são a pontuação média de diversidade alimentar e uma medida de distribuição das pontuações, como os tercis.

CAPÍTULO 3

3.1 ENUNCIADO DO PROBLEMA, JUSTIFICAÇÃO, QUADRO CONCEPTUAL E OBJECTIVOS

3.2 Declaração do problema

Apesar da recomendação internacionalmente aceite de que a ingestão de uma diversidade de alimentos conduz a uma dieta saudável e está associada a resultados positivos em termos de saúde, como a redução da mortalidade (Michels et al, 2002), não existe informação adequada sobre a diversidade alimentar entre as pessoas que vivem com VIH/SIDA (PVHS) que recebem cuidados e apoio no Centro Mildmay. Também existe pouca informação sobre os factores que influenciam a diversidade alimentar neste grupo. É provável que uma ingestão alimentar inadequada para satisfazer as exigências metabólicas acrescidas associadas à infeção pelo VIH afecte o estado nutricional das PVH (Piwoz e Preble, 2000), diminuindo ainda mais a sua imunidade e acelerando a progressão da doença, o que conduz a um aumento da morbilidade e da mortalidade.

Embora exista documentação limitada sobre a subnutrição dos adultos no Uganda, uma vez que a maioria dos inquéritos nutricionais que reflectem a nutrição são realizados em crianças, o Ministério da Saúde deu passos notáveis na abordagem da nutrição entre as PVVS ao desenvolver as directrizes nacionais de nutrição no VIH/SIDA (MOH, 2006) que descrevem como deve ser fornecida a informação nutricional e a suplementação adequada para as PVVS.

A unidade de nutrição do Mildmay Centre fornece aconselhamento sobre nutrição e suplementos alimentares aos clientes seropositivos que recebem cuidados na unidade. No entanto, não existe informação sobre se o aconselhamento prestado melhorou a diversidade alimentar destes utentes. Por conseguinte, este estudo determinará a diversidade alimentar entre os clientes seropositivos que recebem cuidados no centro de Mildmay e descreverá a relação entre factores como os conhecimentos em matéria de nutrição, factores sociodemográficos, económicos e relacionados com a saúde e a diversidade alimentar entre as pessoas que vivem com o VIH que recebem cuidados no centro de Mildmay.

3.3 Justificação do estudo

Há muito que se reconhece que a infeção pelo VIH tem um possível impacto negativo no estado nutricional das pessoas que vivem com o VIH/SIDA, levando à subnutrição. Uma ingestão alimentar inadequada enfraquece o sistema imunitário, aumentando a vulnerabilidade a infecções oportunistas e acelerando a progressão da doença do VIH. Isto, por sua vez, sobrecarrega os recursos mínimos disponíveis e aumenta a carga sobre os cuidados, o tratamento e o apoio ao VIH prestados aos ugandeses. Embora as directrizes nutricionais nacionais para as pessoas com VIH recomendem a ingestão de uma variedade de alimentos para uma ingestão adequada de nutrientes, os registos sobre a ingestão alimentar entre as pessoas com VIH que recebem apoio nutricional não reflectem a diversidade alimentar e são, de facto, inexistentes. A diversidade alimentar é uma medida rápida, barata e rentável da adequação dos nutrientes e poderia ser um conceito-chave na gestão da subnutrição entre as PHA para aumentar a sua sobrevivência e, por conseguinte, mantê-las como uma força de trabalho que contribui para o desenvolvimento socioeconómico, particularmente nos países em desenvolvimento.

Este estudo determinará a pontuação da diversidade alimentar entre as PHA que recebem cuidados no Centro Mildmay e fornecerá informações sobre a relação entre a diversidade alimentar e os factores sociodemográficos, económicos e relacionados com a saúde entre as PHA. A informação gerada fornecerá aos gestores de programas de VIH/SIDA no TMC e aos decisores políticos a nível nacional uma base para intervenções nutricionais adequadas e informação útil para melhorar os programas de cuidados nutricionais no âmbito do VIH, particularmente entre os adultos.

3.4 Quadro concetual

A desnutrição provocada pelo VIH, as infecções oportunistas e a progressão da doença podem ser influenciadas por uma ingestão alimentar inadequada. No entanto, a ingestão alimentar inadequada não tem apenas a ver com o estatuto socioeconómico do indivíduo, como o rendimento/ocupação e a fonte de alimentação. Pode também ser afetada por factores individuais e sociais, como a idade, o sexo e a educação, e por factores sociais como o estado civil, a natureza da residência, a etnia e a religião, o consumo de álcool, o tabagismo e o número de pessoas no agregado familiar. Também os factores individuais relacionados com a saúde, como a doença ou a indisposição, a toma de TARV e de septrina para a profilaxia de infecções oportunistas, o estado de imunidade refletido pela contagem de células CD4 e o aconselhamento/educação nutricional recebido podem afetar diretamente a ingestão alimentar.

Figura 2: Quadro concetual dos factores associados à diversidade alimentar entre as PVVS

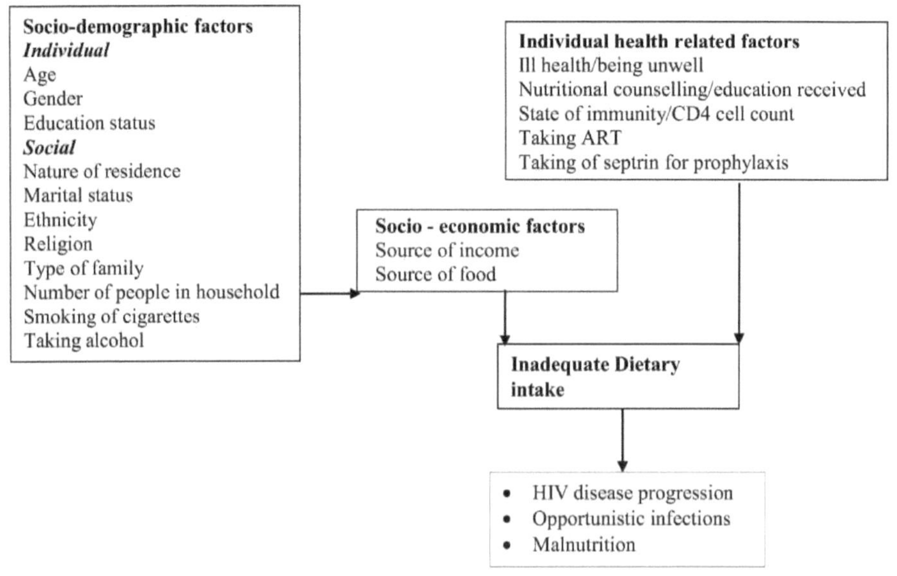

3.5 Questões de investigação

1. Qual é a pontuação da diversidade alimentar entre os adultos seropositivos que frequentam o Mildmay Center?
2. Que factores estão associados aos resultados da diversidade alimentar entre os adultos seropositivos que frequentam o Mildmay Center?

3.6 Objectivos do estudo

3.6.1 Objetivo geral

1. Determinar a diversidade alimentar e os factores a ela associados entre os adultos seropositivos (18 - 65 anos) que recebem cuidados no Mildmay Center.

3.6.2 Objectivos específicos

1. Determinar a diversidade alimentar dos adultos seropositivos que frequentam o Centro Mildmay.
2. Determinar os factores sócio-económicos e sócio-demográficos associados à diversidade alimentar dos adultos seropositivos que frequentam o Mildmay Centre.
3. Determinar os factores individuais relacionados com a saúde associados à diversidade alimentar dos adultos seropositivos que frequentam o Mildmay Centre.

CAPÍTULO 4

4.1 METODOLOGIA

4.2 Área de estudo

O estudo foi efectuado no Mildmay Centre (TMC). O Mildmay Centre é um centro médico não governamental de referência terciária situado a 6 km a sul de Kampala, a capital do Uganda, na estrada de Entebbe, num subúrbio da cidade chamado Lweza, situado no distrito de Wakiso.

O Mildmay Centre presta cuidados holísticos e abrangentes a mulheres, homens e crianças que vivem com problemas de saúde relacionados com o VIH/SIDA e dá formação a profissionais de saúde sobre cuidados relacionados com o VIH/SIDA. Os serviços prestados no Centro incluem cuidados médicos e de enfermagem especializados, aconselhamento, cuidados pastorais, fisioterapia, terapia ocupacional, cuidados diurnos para crianças e formação. O Centro Mildmay tem um total de 9 clínicas satélite a funcionar nos distritos de Luweero, Mityana, Mukono, Kamwenge, Wakiso e Mpigi. Estima-se que, no final de 2008, um total de 17 719 pacientes estavam registados nos serviços (relatório anual do TMC, 2008).

4.3 População estudada

A população do estudo era constituída por adultos seropositivos com idades compreendidas entre os 18 e os 65 anos, registados para cuidados médicos no centro de Mildmay durante o período do estudo.

4.3.1 Critérios de elegibilidade

4.3.1.1 Critérios de inclusão:

- Adultos seropositivos com idades compreendidas entre os 18 e os 65 anos que frequentaram o centro de Mildmay durante o período do estudo e que consentiram em participar no estudo.

4.21.2 Critérios de exclusão:

- Os inquiridos que estavam demasiado doentes e impossibilitados de participar na entrevista.
- Inquiridos cujas refeições das 24 horas anteriores eram invulgares, tais como as refeições feitas em banquetes ou ocasiões especiais fora de casa.
- Adultos seropositivos com idades compreendidas entre os 18 e os 65 anos que frequentam o centro de Mildmay pela primeira vez.

4.3 Conceção do estudo

Trata-se de um estudo transversal realizado de outubro a dezembro de 2007.

4.4 Determinação da dimensão da amostra

Foi utilizada a fórmula de Kish-Leslie para determinar a dimensão da amostra necessária.

$$n = \frac{Z^2_{\alpha/2} PQ}{\sigma^2}$$

Onde n = dimensão da amostra necessária

$Z_{\alpha/2} = 1.96$ (Valor crítico da distribuição normal padrão correspondente à margem de erro

$\alpha/2$ ao nível de significância $\sigma = 0.05$ (5%).

P = Estimativa da proporção da população com uma ingestão alimentar inadequada. Utilizou-se um valor de 10,3% que representa as estimativas de prevalência da subnutrição dos adultos, como indicador da qualidade da alimentação nos países da África Subsariana (Olalekan A Uthman, 2008).

Q = (1-P), que representa a proporção estimada da população com uma ingestão alimentar adequada.

Utilizando a fórmula acima

$$n = \frac{1.96^2 \times 0.897 \times 0.103}{0.05^2} = \frac{3.8416 \times 0.092}{0.0025} = 0.355$$

= 141.9

Foram acrescentados 20% da dimensão original da amostra para ter em conta as não respostas, o que fez com que a amostra fosse de (141 +28) inquiridos.

n = 169

4.5 Processo de amostragem

Todos os adultos que frequentaram o TMC durante o período do estudo e que preenchiam os critérios de inclusão foram inscritos consecutivamente até se obter a dimensão da amostra. O investigador principal e os dois assistentes de investigação com formação foram responsáveis pelo recrutamento e inscrição dos clientes. Diariamente, os adultos que se dirigiam à clínica eram identificados na receção e levados para as salas de exame reservadas para efeitos do estudo. Os clientes eram avaliados através de triagem para garantir que preenchiam os critérios do estudo. Depois de obtido o consentimento informado, os clientes que concordaram em participar no estudo foram então entrevistados através de um questionário semi-estruturado. Os assistentes de investigação utilizados foram dois enfermeiros registados que utilizaram um questionário padronizado, pré-testado e pré-codificado para recolher dados quantitativos. Devido às actividades clínicas atarefadas, foram recrutados diariamente cerca de 4 inquiridos.

Os participantes nas discussões dos grupos de discussão (FGD) foram seleccionados propositadamente a partir da base de dados de clientes. Uma vez seleccionados, os participantes foram contactados utilizando os seus números de telefone da base de dados e foi-lhes marcada uma reunião para participarem nas discussões dos grupos de centragem. Foram realizados quatro grupos de discussão, incluindo um para homens jovens, mulheres jovens (18 - 35 anos), homens mais velhos e mulheres mais velhas (36 anos ou mais). Cada grupo de discussão era composto por seis clientes seleccionados propositadamente. Estes grupos foram escolhidos porque era mais provável que tivessem características semelhantes em relação à ingestão alimentar e aos estilos de vida e, por conseguinte, era mais fácil para os clientes responderem às perguntas quando se encontravam nestes grupos respectivos. Para além dos 6 membros de cada grupo, havia um cronometrista, um anotador e um entrevistador e foi utilizado um gravador. No final do exercício, a transcrição foi efectuada pelo entrevistador. Este exercício teve a duração de dois dias, tendo cada entrevistador efectuado dois FGD por dia, cada um com a duração de 50 minutos.

4.6 Variáveis do estudo:

4.6.1 Variável dependente

- Pontuação da diversidade alimentar individual (IDDS).

4.6.2 Variáveis independentes

As variáveis independentes incluíram:

- Idade, género e grau de instrução.
- Natureza da residência, estado civil, região de origem, religião e número de pessoas no agregado familiar.
- Estado de saúde e aconselhamento/educação nutricional recebidos.

4.7 Métodos e procedimentos de recolha de dados

4.7.1 Dados quantitativos

Os inquiridos foram entrevistados através de um questionário semi-estruturado para captar as suas características sócio-demográficas, sócio-económicas e de saúde individual (Anexo 1). Para determinar o tipo de alimentos ingeridos nas 24 horas anteriores, foi pedido aos inquiridos que dissessem ao entrevistador o que tinham comido ou bebido em períodos de tempo específicos para representar os diferentes tipos de refeições, tais como o pequeno-almoço, o almoço, o jantar e as refeições ligeiras. Os alimentos e bebidas mencionados foram então registados num instrumento de recordação alimentar de 24 horas, nos respectivos períodos do dia (Anexo 3).

4.7.2 Dados qualitativos

Foram utilizadas discussões de grupos de centragem para obter informações sobre conhecimentos, crenças e práticas em matéria de nutrição entre os inquiridos. Foram realizadas quatro discussões de grupo de foco, cada grupo composto por 6 inquiridos seleccionados propositadamente. Os 4 grupos eram constituídos por 2 grupos de homens e 2 de mulheres do grupo etário dos jovens adultos (18-35 anos) e dos adultos mais velhos (36-65 anos), respetivamente. Isto deveu-se ao facto de se esperar que os dois grupos etários diferissem na ingestão alimentar e nos estilos de vida (Anexo 4). Os dados das discussões dos grupos de discussão foram gravados em cassete, para além da tomada de notas.

4.8 Controlo de qualidade

4.8.1 Formação de assistentes de investigação

Foram recrutados e formados dois assistentes de investigação para ajudar o investigador principal no exercício de recolha de dados. Estes eram enfermeiros registados. O seu papel consistia em obter o consentimento dos inquiridos seleccionados e proceder à realização de entrevistas individuais. A sua formação incluiu a revisão de todos os instrumentos de estudo para garantir a compreensão comum de todas as perguntas, técnicas de interrogação e de sondagem para ajudar a minimizar a perda do significado pretendido e a forma de preencher os questionários.

4.8.2 Ferramentas

Foram utilizados dois instrumentos de recolha de dados, nomeadamente o questionário semi-estruturado e o guia das discussões dos grupos de centragem. Os instrumentos de estudo estavam ambos em inglês e em luganda, a língua local mais comum. Os instrumentos traduzidos para Luganda foram utilizados durante as entrevistas com os inquiridos que não falavam inglês.

4.8.3 Pré-teste das ferramentas de estudo

O questionário foi pré-testado quanto à sua relevância, facilidade de compreensão e adequação em 10 clientes com VIH/SIDA no Hospital de Entebbe durante a formação dos assistentes de investigação. Posteriormente, foram efectuados ajustamentos e correcções nos instrumentos, após revisão na sequência do pré-teste.

4.8.4 Edição de dados no terreno

Os entrevistadores foram supervisionados e o processo de entrevista foi monitorizado pelo investigador principal. O investigador principal verificou diariamente a exatidão, a coerência e a exaustividade dos dados. As anomalias foram corrigidas de forma adequada ou contactando os inquiridos por telefone ou pessoalmente na data da entrevista seguinte. Os questionários foram corretamente numerados e codificados.

4.8.5 Introdução de dados

Foram utilizados dois responsáveis pela introdução dos dados para garantir a exatidão e a coerência dos dados no software EpiData, versão 3.1. Foram aplicadas verificações de validação para verificar se as respostas e os códigos introduzidos eram consistentes e se se encontravam dentro dos limites permitidos, através da execução de tabelas de frequência e, sempre que necessário, alguns campos foram editados para criar os ficheiros correctos. Os ficheiros de dados foram então criados e foram feitas outras verificações para garantir a sua consistência e exaustividade.

Os dados das discussões dos grupos de centragem foram gravados e transcritos das cassetes e comparados com as notas escritas para verificar a coerência, a exaustividade e as anomalias nas notas.

4.9 Gestão e análise de dados

4.9.1 Gestão de dados

4.9.1.1 Dados quantitativos

Para determinar a pontuação da diversidade alimentar dos inquiridos, o número de grupos de alimentos consumidos pelos inquiridos foi determinado pela contagem de um conjunto de grupos de alimentos (cereais, legumes e tubérculos ricos em vitamina A, tubérculos e raízes brancas, legumes de folha verde escura, outros legumes, frutos ricos em vitamina A, outros frutos, carne de órgãos (rica em ferro), carnes, ovos, peixe, legumes, frutos secos e sementes, leite e produtos lácteos, óleos e gorduras). Por exemplo, o pequeno-almoço foi considerado como tendo sido tomado entre as 6h00 e as 10h00, enquanto as refeições ligeiras foram consideradas como tendo sido tomadas antes ou depois das refeições principais do pequeno-almoço, do almoço (12h00 - 16h00) e do jantar (20h00 - 12h00) (Anexo 3).
Utilizando o questionário recomendado pela FAO/Divisão de Nutrição e Proteção do Consumidor para a recolha de dados sobre o Índice de Diversidade Individual da Dieta (IDDS) (FAO, 2007), foi efectuado um registo da recordação de 24 horas de todos os alimentos consumidos pelos inquiridos e classificados nos 12 grupos alimentares, nomeadamente Cereais, vegetais e tubérculos ricos em vitamina A, tubérculos brancos e raízes, vegetais de folha verde escura, outros vegetais, frutos ricos em vitamina A, outros frutos, carne de órgãos (rica em ferro), carnes, ovos, peixe, legumes, frutos secos e sementes, leite e produtos lácteos, óleos e gorduras. A cada grupo de alimentos consumido por um inquirido foi atribuída uma pontuação de 1 e foram calculadas as pontuações individuais totais. As pontuações individuais totais dos alimentos foram primeiramente categorizadas em tercis, nomeadamente, tercil Baixo IDDS é equivalente a uma baixa diversidade alimentar

(1 a 3 grupos de alimentos); tercil Médio IDDS equivalente a 4 a 5 grupos de alimentos e tercil Alto IDDS significa 6 ou mais grupos de alimentos. Para uma análise mais aprofundada, estes grupos foram dicotomizados em duas categorias: 0 a 4 foi considerado uma pontuação de diversidade alimentar baixa e 5 ou mais grupos de alimentos foi considerado uma pontuação de diversidade alimentar elevada.

Os factores associados à diversidade/consumo alimentar foram classificados em características sociodemográficas, socioeconómicas, de saúde individual e pessoais. Os dados foram introduzidos num ecrã de entrada de dados desenvolvido com o software Epi Data, versão 3.1. Em seguida, foram exportados para o STATA versão 10 para análise.

4.9.1.2 Dados qualitativos

As cassetes de áudio gravadas das discussões em grupo foram transcritas e, a partir das conversas transcritas, foram enumerados padrões de experiências utilizando citações directas e parafraseando ideias comuns. Todos os dados relacionados com os padrões já classificados foram identificados e expostos. Os padrões relacionados foram depois combinados em subtemas, criando assim categorias significativas às quais foram atribuídos códigos. Os temas foram identificados reunindo componentes ou fragmentos/subtemas de ideias ou experiências, que pareciam não fazer sentido quando vistos isoladamente.

4.9.2 Análise de dados

4.9.2.1 Análise quantitativa

Foram calculadas as percentagens dos inquiridos em relação aos grupos de alimentos, de acordo com o apêndice 3, e o número de refeições consumidas por cada inquirido num período de 24 horas. Foram efectuadas tabulações cruzadas para testar a associação entre as características dos inquiridos e a pontuação da diversidade alimentar, que é representada pelo número total de grupos de alimentos consumidos por cada inquirido nas respectivas categorias de 0-4 e 5+. Os pontos fortes das associações entre as características dos inquiridos e as pontuações individuais de diversidade alimentar (IDDS) foram determinados utilizando odds ratios e intervalos de confiança.

Foi efectuado um teste de coeficiente de correlação para todas as variáveis independentes. As variáveis que mostraram correlações com $P \leq 0,05$ foram a etnia, o estado civil, o nível de escolaridade, o cont. CD4+ e a duração da TARV. Para controlar possíveis factores de confusão e modificação do efeito, as variáveis que se revelaram significativas na análise bivariada, juntamente com as que se sabe estarem associadas à ingestão alimentar a partir de estudos anteriores, foram analisadas no modelo de regressão logística, excluindo as que estavam fortemente correlacionadas. As variáveis que foram colocadas no modelo incluíam a idade (18-29 anos, 30-39 anos, ≤ 39 anos), o género (masculino, feminino), o nível de escolaridade (primário e menos, secundário e mais), o aconselhamento nutricional (Sim, Não), a fonte de rendimento (salário, outros-comerciantes, trabalhadores ocasionais e desempregados), a região de origem/etnia (Norte/Leste, centro-oeste e sul), a contagem de CD4+ (< 50 células/mm3, 50-200 células/mm3, > 200 células/mm3) e fonte de alimentação (Compra, outros - horta própria e ajuda alimentar).

A maior parte das variáveis que foram colocadas no modelo logístico foram codificadas num formato binário, exceto a idade e a etnia, que foram codificadas de 1 a 3. Cada variável suscetível de estar associada à diversidade alimentar seria codificada como um e a outra como zero. Utilizando o método de eliminação progressiva, foi obtido um modelo final com os factores de previsão da diversidade alimentar. Se houvesse um rácio de verosimilhança logarítmica de $P > 0,05$, essa variável seria deixada de fora do modelo. Se o rácio de verosimilhança logarítmica tivesse um $P < 0,05$, essa variável era deixada no modelo. O melhor modelo com preditores da diversidade alimentar foi então obtido, tendo controlado os potenciais factores de confusão e modificadores de efeito. O melhor modelo é apresentado na equação abaixo; Logit P (resultado) = $\alpha + \beta1$ agecat + $\beta2$ + $\beta3$ genderbin + $\beta4$ coslng1 + $\beta5$ incat + $\beta6$ ethno + $\beta7$ scrfdpur. Estes representam a idade, o género, o aconselhamento, o rendimento, a etnia e a fonte de alimentação.

4.9.2.2 Análise qualitativa

Os dados das discussões dos grupos de centragem foram analisados através da criação de declarações temáticas que foram depois formuladas para desenvolver linhas de história.

4.10 Considerações éticas

Foi solicitada a aprovação científica e ética para o estudo à Escola de Saúde Pública da Universidade de Makerere, ao Comité de Ética e Investigação de Graus Superiores e ao Comité de Investigação do Centro Mildmay. Foi obtido o consentimento informado de cada participante no estudo para participar no mesmo. Foi garantida aos participantes no estudo a confidencialidade de todas as informações fornecidas, pelo que as cassetes gravadas e os questionários foram guardados a sete chaves. Foi-lhes assegurado que, caso quisessem abster-se de participar na entrevista em qualquer momento, podiam fazê-lo livremente e que não haveria qualquer penalização por essa ação.

4.11 Divulgação dos resultados do estudo

Os resultados do estudo serão divulgados à Escola de Saúde Pública da Universidade de Makerere (MUSPH) e à equipa de gestão do Centro Mildmay. A informação gerada por este estudo será apresentada em conferências nacionais e internacionais e publicada em literatura revista por pares. A informação também será utilizada pelos programas nacionais de cuidados nutricionais do VIH/SIDA para planear adequadamente a melhoria dos cuidados nutricionais dos pacientes com VIH/SIDA.

CAPÍTULO 5

5.1 RESULTADOS

Um total de 169 inquiridos foram entrevistados durante o período de recolha de dados e forneceram dados sobre a sua recordação de 24 horas dos grupos de alimentos consumidos nas 24 horas anteriores. A estes inquiridos foram também feitas perguntas sobre os seus factores sócio-demográficos, económicos e de saúde. Para além disso, foram realizadas quatro (4) discussões em grupos de discussão abrangendo os seguintes grupos etários: homens e mulheres mais jovens (18 a 35 anos) e homens e mulheres mais velhos (mais de 35 anos). Os resultados da análise dos dados quantitativos e qualitativos são aqui apresentados em formato de texto, figuras e gráficos.

5.2 Características de base dos inquiridos

A idade média dos inquiridos era de 37,32 anos (DP 8,55), com um intervalo de idades entre os 18 e os 65 anos. Setenta e oito (78,1%) por cento eram do sexo feminino. Mais de metade dos inquiridos (59,8%) tinha uma contagem de CD4+ superior a 200 células/mm^3 .

Quadro 1: Características dos inquiridos

Characteristics	Frequency (n=169)	Percentage
Age (Years)		
>39	59	34.9%
30-39	85	50.3%
18-29	25	14.8%
Sex		
Male	37	21.9%
Female	132	78.1%
Region of origin/Ethnicity		
Northern Uganda	8	4.7%
Western Uganda	39	23.1%
Central Uganda	105	62.1%
Eastern Uganda	17	10.1%
Religion		
Protestant	44	26.0%
Catholic	65	38.5%
Born again Christians	36	21.3%
Others (Muslims, and SDA)	24	14.2%
Marital status		
Single (never married,	108	63.9%
separated/divorced and widowed)	61	36.1%
Married (including cohabiting)		
Residence	118	69.8%
Urban	51	30.2%
Rural		
Number of people in household	89	52.7%
< 5	80	47.3%
>5		
Type of family	65	38.5%
Immediate	104	61.5%
Extended		
Smoking cigarettes	5	3.0%
Yes	164	97.0%
No		
Taking alcohol	38	22.5%
Yes	131	77.5%
No		
Education status	4	2.4%
None	71	42.0%
Primary	57	33.7%

Secondary	28	16.6%
Tertiary	9	5.3%
University		
Main source of income	37	21.9%
Professional (Salary earner)	48	28.4%
Trader	36	21.3%
Casual labourer	48	28.4%
Unemployed		
Main source of food	142	84.0%
Purchase	27	16.0%
Others (Own garden, food support)		
CD4 count	15	8.8%
≤50 cells/mm^3	53	31.4%
51-199 cells/mm^3	101	59.8%
> 200 cells/mm^3		
On ART	168	99.4%
Yes	1	0.60%
No		
Duration on ART	66	39.0%
≤ 1year	24	14.8%
1-2 years	78	46.2%
> 2 years		
Unwell within 2 weeks	17	10.0%
Yes	152	90.0%
No		

Sessenta e dois por cento (62%) dos inquiridos eram da região central do Uganda, tal como evidenciado nas discussões dos grupos de centragem. *"A maior parte das pessoas que recebem cuidados deste centro são locais que vêm daqui ou vivem aqui à volta de Mildmay. Penso que é isso que explica o facto de a maioria de nós falar Luganda"*, participante de um FGD do sexo feminino (36-65 anos). A maioria dos inquiridos (69,8%) era solteira (nunca casada, separada/divorciada e viúva). Cerca de setenta por cento (69,8%) viviam em zonas urbanas. Mais de três quartos (97,6%) dos inquiridos declararam ter tido qualquer educação formal. Apenas 21,9% dos inquiridos tinham um emprego assalariado regular. Apenas um dos inquiridos ainda não tinha iniciado o TARV e, dos que já o faziam, 60,7% tinham-no feito há mais de um ano.

5.3 Pontuação da diversidade alimentar dos inquiridos

5.3.1 Número de refeições consumidas pelos inquiridos por dia

A Figura 3 mostra que mais de metade dos participantes (66%) faziam 3 a 5 refeições por dia. A mediana do número de refeições foi de 4, com um intervalo interquartil de 3-5 refeições por 24 horas.

Os inquiridos em todas as discussões dos grupos de centragem referiram que, embora fosse desejável que tivessem pelo menos 6 refeições por dia, incluindo as três refeições principais e os lanches intermédios, não podiam fazê-lo devido a fundos limitados.

"Embora tivesse gostado de comer o maior número possível de lanches entre as refeições, mas não é fácil, por isso certifico-me de que tomo o pequeno-almoço, o almoço e o jantar, no mínimo, para me manter saudável", participante do GFD.

Figura 3: Frequência das refeições por inquirido por dia.

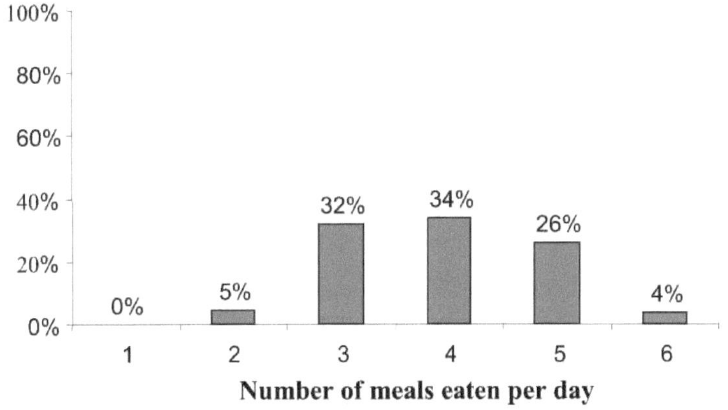

A Figura 4 abaixo mostra que a maioria dos inquiridos jantou 162 (96%). Observou-se que a ceia era a refeição mais importante, tal como afirmado por um participante do FGD.

"Prefiro perder o almoço ou qualquer outra refeição, mas não a ceia, senão não consigo dormir à noite", participante masculino do FGD (36-65 anos).

Apenas 26% dos inquiridos referiram tomar um lanche durante a noite. Como se pode ver na seguinte declaração de um participante. *"Depois do jantar, vou diretamente para a cama. Por isso, não preciso de fazer um lanche à noite. Também seria difícil para mim manter-me acordado só para poder comer um lanche à noite"*, participante do sexo masculino na DGF.

Figura 4: Refeições consumidas nas 24 horas seguintes.

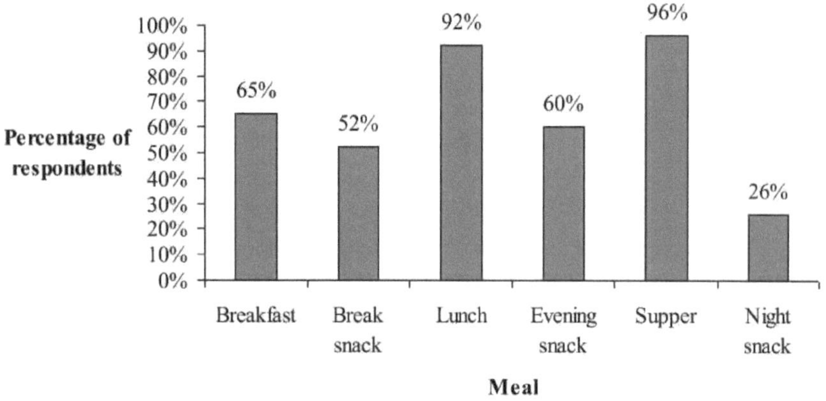

5.2.3 Variedade de alimentos consumidos pelos inquiridos

Os alimentos mais consumidos foram os cereais/leguminosas 163/169 (96%), legumes, leguminosas e frutos secos 123/169 (73%) com óleos e gorduras 130/169 (77%) e os alimentos menos consumidos foram principalmente vegetais (menos de 20%), tal como evidenciado na resposta do FGD e na Figura 5 abaixo.

"É mais fácil para nós comprar legumes e frutos secos para a maior parte das nossas refeições. Afinal de contas, comemos sobretudo molho de amendoim nas nossas refeições". "Comprar coisas como fígado é demasiado caro para nós. Só as pessoas ricas é que comem alimentos tão caros", observaram as participantes do FGD.

Figura 5: Variedade de alimentos consumidos nas 24 horas seguintes.

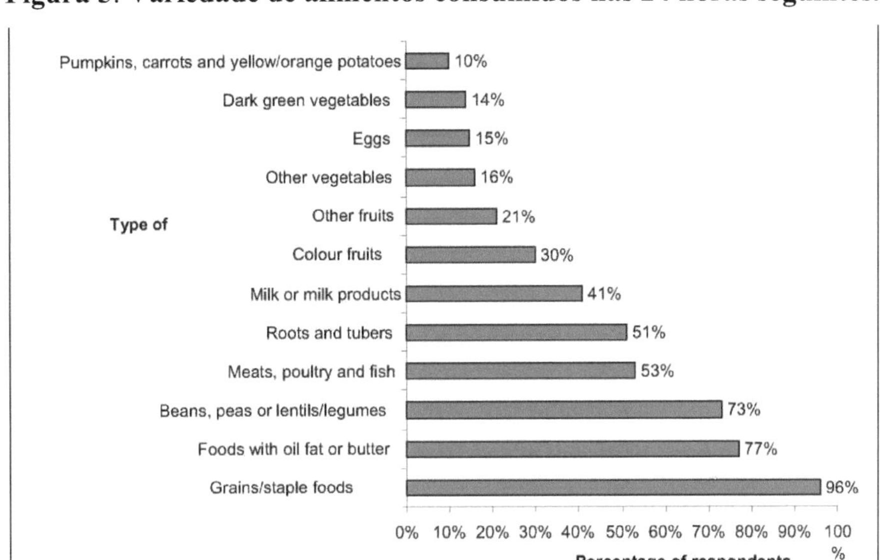

A Figura 6 abaixo mostra a distribuição do número de grupos de alimentos que foram consumidos pelos inquiridos durante um período de 24 horas, representando a variedade de grupos de alimentos consumidos. A maioria dos inquiridos (46/169) 65% comeu pelo menos 6 tipos de alimentos e (63/169) 37% comeu menos de 5 tipos de alimentos. O número médio de tipos de alimentos consumidos foi de 4,99 (DP1,37), com uma variação de 1 a 8 tipos de alimentos.

Este facto é evidenciado pela resposta abaixo apresentada no FGD.

"Como alguns de nós vivem nas suas próprias casas, podemos cultivar alguns dos nossos alimentos. Assim, podemos preparar uma variedade de refeições, como mandioca e chá ao pequeno-almoço, ao almoço temos frequentemente molho de amendoim e nakati e, quando podemos, compramos peixe pequeno para o jantar. No intervalo, costumamos comer mandazi e coisas do género", disse uma participante do FGD

A Tabela 2 abaixo mostra as pontuações individuais de diversidade alimentar em tercis quando os resultados do IDDS foram divididos em tercis, onde o IDDS mais baixo foi representado por 1 - 3 grupos de alimentos grupos de alimentos e o IDDS mais elevado por 6 ou mais grupos de alimentos. A maioria dos inquiridos encontrava-se no grupo de IDDS elevado.

Quadro 2: Pontuação individual da diversidade alimentar em tercis

Tercile	Frequency	Percent
Low IDDS (1 – 3 food groups)	21	12.4
Medium IDDS (4 – 5 food groups)	88	52.1
High IDDS (6 or more food groups)	50	35.5

Apenas 12,4% dos inquiridos se encontravam no tercil mais baixo do IDDS.

Figura 6: Diversidade alimentar dos alimentos ingeridos nas últimas 24 horas.

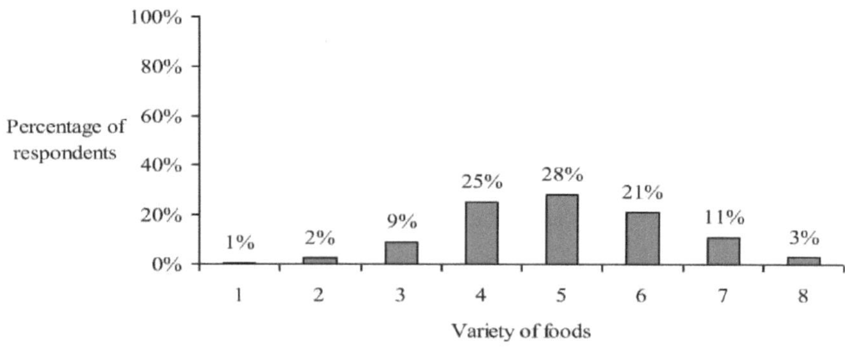

A pontuação mínima de diversidade alimentar para atingir pelo menos 50 % de probabilidade de ingestão adequada de nutrientes é 5 (Gina et al, 2007). Por conseguinte, os dados foram resumidos para obter duas categorias de pontuações individuais de diversidade alimentar (IDDS baixo e alto), em que 63 (37,3%) indivíduos foram encontrados com uma categoria de IDDS baixo (1 a 4 grupos de alimentos), enquanto 106 (62,7%) indivíduos tinham um IDDS alto (5 e mais grupos de alimentos). Os inquiridos referiram que era habitual comer diferentes tipos de alimentos em diferentes refeições, como se pode ver abaixo. "*O que eu como ao pequeno-almoço ou ao lanche é normalmente diferente do que como ao almoço ou ao jantar*", Participante masculino do FGD.

5.3 Factores associados à diversidade alimentar dos inquiridos

5.3.1 Características sócio-demográficas

A Tabela 3 abaixo mostra as associações entre IDDS (em duas categorias, IDDS baixo e IDDS alto) com as diferentes características sócio-demográficas.

Tabela 3: Relação entre características sócio-demográficas e diversidade alimentar

Characteristics		Dietary diversity		
	Total N=169 (%)	Low N = 63	High n =106	Crude Odds ratio (95% CI)
Age				
>39	59 (34.9)	21	38	1.00
30-39	85 (50.3)	31	54	1.04 (0.52-2.08)
18-29	25 (14.8)	11	14	1.42 (0.55-3.69)
Gender				
Female	132 (78.1)	43	65	1.00
Male	37 (21.9)	14	23	1.03 (0.48-2.19)
Marital status				
Married	61 (36.1)	20	41	1.00
Single	108 (63.9)	43	65	1.36 (0.70-2.63)
Residence				
Urban	118 (69.8)	44	74	1.00
Rural	51 (30.2)	19	32	0.99 (0.51-1.97)

Education status				
Secondary +	94 (55.6)	29	65	1.00
None & Primary	75 (44.4)	34	41	1.86 (0.98-3.53)
Religion				
Christian	151 (89.3)	58	93	1.00
Others	18 (10.7)	5	13	0.67 (0.22-2.00)
No. of people in household members	89 (52.7)	33	56	1.00
<5	80 (47.3)	30	50	1.02 (0.54-1.90)
>=5				
Type of family				
Immediate	65 (38.5%)	26	39	1.00
Extended	104 (61.5%)	37	67	0.83 (0.44-1.57)
Smoking cigarettes				
Yes	5 (3.0%)	1	4	1.00
No	164(97.0%)	62	102	0.41 (0.04-3.80)
Taking alcohol				
Yes	38 (22.5%)	10	28	1.00
No	131 (77.5%)	53	78	0.53 (0.23-1.18)
Place of origin				
North & East	15 (8.88)	9	6	1.00
Central	105 (62.1)	44	71	0.41 (0.14-1.24)
West	39 (23.0)	10	29	**0.23 (0.07-0.81)***

** Statistically significant finding at p=0.05*

A única associação que se observou ser estatisticamente significativa foi a região de origem. Os inquiridos da parte ocidental do Uganda tinham menos probabilidades de ter ou estavam protegidos de um IDDS baixo do que os da região nordeste do Uganda COR 0,23; IC 95% (0,07-0,81).

5.3.2 Características socioeconómicas

Apenas 21,9% dos inquiridos neste estudo tinham um emprego a tempo inteiro e, por conseguinte, uma fonte de rendimento regular, tal como claramente evidenciado na frase abaixo.

Alguns de nós, que estavam anteriormente empregados, abandonaram o trabalho ou foram despedidos devido a problemas de saúde. Por isso, temos de improvisar com trabalho causal quando nos sentimos melhor. Mas não é fácil". "É mais fácil conseguir um emprego se se é forte fisicamente do que se se está sempre doente", Participante masculino do FGD (36-65 anos).

A Tabela 4 abaixo mostra que os inquiridos que tinham outras fontes de rendimento, tais como comerciantes, trabalhadores ocasionais e desempregados, para além de um rendimento regular (salário), tinham três vezes mais probabilidades de ter uma pontuação baixa de diversidade alimentar, como evidentemente colocado por um participante do FGD.

. *"Se não se tem uma fonte de rendimento regular, como um salário, não é fácil mudar a dieta como se quer",* participante feminina do FGD (18-35 anos).

"Só os ricos é que podem dar-se ao luxo de comer alimentos diferentes a toda a hora. Muito provavelmente, para eles, o que se come ao almoço não é o mesmo que se come ao jantar", Participante masculino do FGD (36-65 anos).

As pessoas que compravam alimentos como fonte principal tinham duas vezes mais probabilidades de ter um IDDS baixo do que aquelas que tinham hortas próprias ou apoio alimentar como fonte principal de alimentos.

Tabela 4: Relação entre características socioeconómicas e diversidade alimentar

Characteristics	Total N=169 (%)	Dietary diversity Low n = 63	High n =106	Crude Odds ratio (95% CI)
Main source of Income				
Salary	37 (21.9)	7	30	1.00
Others (Traders, Casual labourers and unemployed)	132 (78.1)	56	76	**3.15 (1.27-7.87)***
Main source of food				
Others (Own garden, food support)	27 (16.0)	6	21	1.00
Purchased	142 (84.0)	57	85	2.35 (0.88-6.25)

* Statistically significant finding at p=0.05

5.3.3 Factores individuais relacionados com a saúde

Houve várias declarações feitas pelos participantes nas diferentes discussões dos grupos de centragem que associaram uma alimentação boa e variada a uma boa saúde.

"*Alimentar-se bem é importante para ajudar a ganhar força corporal para obter mais energia e para melhorar a imunidade*", homem de 45 anos.

"*Alimentar-se bem ajuda a combater as doenças que acompanham o VIH e também ajuda a viver uma vida mais saudável*", mulher de 27 anos.

"*Sem uma alimentação saudável, alguns medicamentos podem não reagir no organismo, uma vez que são introduzidos diariamente diferentes medicamentos para nós que estamos a tomar ARV*", Homem de 36 anos

Os inquiridos afirmaram que as PVVS devem ter uma dieta especial, especialmente quando estão doentes. "*Quando alguém está muito doente, pode precisar de refeições especiais para uma recuperação rápida*", mulher de 46 anos.

No entanto, os participantes observaram que, devido ao seu rendimento limitado, por vezes é difícil fornecerem a si próprios as dietas especiais dos doentes, uma vez que isso pode dar origem a mal-entendidos no agregado familiar.

> "*É incómodo para os prestadores de cuidados preparar uma refeição especial, especialmente se houver uma PVVS no agregado familiar, pois pode levar à discriminação em casa quando as outras pessoas da casa souberem*", observaram as inquiridas dos dois grupos.

> "*Por vezes, a capacidade financeira dita o que se come e, além disso, quando estamos ocupados, é normalmente difícil arranjar tempo para comer o que precisamos*", homem de 34 anos.

O quadro 5 abaixo mostra que nenhuma das características relacionadas com a saúde estudadas foi significativamente associada à diversidade alimentar.

Quadro 5: Relação entre factores individuais relacionados com a saúde e a diversidade alimentar

Characteristics	Total N=169(%)	Dietary diversity Low n = 63	High n =106	Crude Odds ratio (95% CI)
Counselling				
Yes	12 (7.1)	1	11	1.00
No	157 (92.9)	62	95	7.19 (0.87-59.05)
CD4+ cell count				
<50	15 (8.8)	8	7	1.00
51-199	53 (31.4)	23	30	0.67 (0.21-2.12)
>200	101 (59.8)	32	69	0.41 (0.14-1.22)
Duration on ART				
Up to 1 year	66 (39.0)	28	38	1.00
1-2 years	24 (14.8)	7	17	0.56 (0.20-1.53)
>2years	78 (46.2)	27	51	0.72 (0.37-1.41)
Septrin prophylaxis	164 (97.0)	57	104	1.00
Yes	5 (3.0)	3	2	2.6 (0.41-16.19)
No				
Unwell within 2 weeks				
Yes	17(10.0)	6	11	1.00
No	152 (90.0)	57	95	0.91 (0.32-2.60)

n=168- One missing value

Não foram observadas associações estatisticamente significativas entre o aconselhamento prestado aos utentes pelos profissionais de saúde, o nível de contagem de CD4, a profilaxia com septrina ou a duração da TARV e o facto de não ter estado bem nas duas semanas anteriores e a diversidade alimentar dos inquiridos.

5.4 Análise multivariada

A Tabela 6 mostra que a região de origem, a fonte de rendimento e a fonte de alimentação foram significativamente associadas à ingestão alimentar. As outras características que, segundo estudos anteriores, estavam associadas à ingestão alimentar, como a idade, o género e o aconselhamento, não foram consideradas significativas.

Tabela 6: A força de associação dos factores socioeconómicos características demográficas/económicas/saúde na regressão logística

Variables	Coefficient estimate (β)	AOR (EXP β)	95% CI
Constant	-2.83		
Age (1=> 39 years)	0.20	1.23	0.74-2.02
Gender (1=Female)	0.03	1.03	0.46-2.30
Counselling (1=Yes)	1.81	6.09	0.73-50.60
Ethnicity (1= North/East)	-0.82	0.44	**0.23-0.85***
Main source of income(1= Salary)	1.24	3.46	**1.35-8.88***
Main source of food (1= Others)	1.09	2.97	**1.08-8.21***

****Statistically significant finding at p=0.05***

A partir do modelo de regressão logística, verificou-se que ser originário da parte ocidental ou central do Uganda era protetor de uma baixa pontuação de diversidade alimentar AOR 0,44; 95% CI (0,23-0,85). Ter como principal fonte de alimentação a compra de alimentos e não ter uma fonte regular de rendimento (trabalhadores ocasionais, comerciantes, desempregados) eram mais susceptíveis de ter uma pontuação baixa de diversidade alimentar individual AOR 3,46; 95% CI (1,35-8,88) e AOR 2,97; 95% CI (1,08-8,21) respetivamente.

A Tabela 7 abaixo mostra a comparação entre os odds ratios brutos e ajustados para as variáveis incluídas no modelo final de regressão logística.

Tabela 7: Comparação entre os rácios de probabilidades brutos e ajustados para as variáveis incluídas no modelo final de regressão

logística

Variable	COR 95% CI		AOR 95% CI	
Age				
>39	1.00		1.00	
30-39	1.04	0.52-	1.17	0.54-
18-29	2.08		2.53	
	1.42	0.55-	1.67	0.59-
	3.69		4.71	
Gender				
Female	1.00		1.00	
Male	1.03	0.48-	1.13	0.50-
	2.19		2.58	
Counselling				
Yes	1.00		1.00	
No	7.19	0.87-	5.97	0.72-
	59.05		49.62	
Region of Origin				
North/East	1.00		1.00	
Central	0.41	0.14-	**0.22**	**0.06-**
West	1.24		**0.81**[#]	
	0.23	**0.07-**	**0.15**	**0.04-**
	0.81*		**0.60**[#]	
Main source of income				
Salary	1.00		1.00	
Others	**3.15**	**1.27-**	**4.28**	**1.53-**
	7.87*		**11.98**[#]	
Main source of food				
Others	1.00		1.00	
Purchased	2.35	0.88-	**3.00**	**1.06-**
	6.25		**8.51**[#]	

COR indicates Crude Odds ratio, AOR Adjusted Odds Ratio.

**** Significant findings before adjustment at p=0.05***

 # Significant findings after adjustment at p=0.05

CAPÍTULO 6

6.0 DISCUSSÃO

Neste estudo, verificou-se que a maioria dos inquiridos consumia uma diversidade de alimentos (variando entre 5 e 8 grupos alimentares). Os factores que se verificou terem uma associação estatisticamente significativa com uma pontuação elevada de diversidade alimentar foram uma fonte regular de rendimento (salário), ter a sua própria horta e apoio alimentar como principais fontes de alimentação, enquanto que o facto de provir da parte nordeste do Uganda foi associado a uma baixa pontuação de diversidade alimentar.

6.1 Características de base

Este estudo mostra que a maioria dos inquiridos era do sexo feminino. Esta conclusão é semelhante às observações de outros estudos em que se observou que as mulheres tinham melhores comportamentos de procura de saúde (David Lawson, 2004) e utilizavam melhor os serviços de saúde disponíveis do que os homens (Damulira, 2006). No entanto, também no Uganda há mais mulheres (56%) infectadas com o VIH do que homens e verificou-se que mais mulheres (23%) fazem o teste do VIH do que homens (16%) (UDHS, 2006). Não foi observada uma associação estatisticamente significativa entre o género e a diversidade alimentar (OR: 1,03 95%CI 0,48-2,19), contrariamente aos resultados de outros estudos que concluíram que as mulheres eram sempre mais inseguras em termos alimentares do que os homens (Woods et al, 2002; Lena et al, 2005 & Sebastian et al, 2005). Esta variação pode ser explicada pelo facto de outros estudos se terem centrado na segurança alimentar do agregado familiar e na ingestão de micronutrientes, em vez da diversidade individual da dieta.

6.2 Diversidade alimentar em adultos com VIH/SIDA

Nesta população estudada, verificou-se que a maioria dos inquiridos tinha uma pontuação elevada de diversidade alimentar (5 ou mais grupos de alimentos) e que a maioria dos inquiridos fazia mais de 3 refeições por dia. Este estudo foi realizado nos meses de outubro a dezembro, que é uma época de colheitas, pelo que o aumento do número de refeições não foi surpreendente. Os alimentos mais consumidos foram os alimentos básicos/grãos (como matooke, posho e painço), gorduras e óleos, ervilhas, feijões ou lentilhas/legumes. Isto é apoiado pelo facto de o matooke, o milho e outros grãos serem os alimentos básicos do Uganda e serem consumidos em muitas das refeições, mas também as lentilhas/legumes são mais baratos. Isto contrasta ligeiramente com os resultados de um inquérito realizado na Tanzânia (Kinabo et al., 2006), que concluiu que a frequência do consumo de refeições era de duas a três refeições por dia durante as estações húmida e seca, respetivamente, e que os alimentos mais consumidos eram as leguminosas e os legumes. As conclusões do centro de Mildmay são semelhantes às conclusões de um estudo realizado no Quénia, que concluiu que os alimentos mais consumidos eram os cereais (95,5%) e os óleos e gorduras (96,8%) (Karanja et al, 2008). Esta semelhança pode ser explicada pela possibilidade de os inquiridos do estudo cultivarem maioritariamente os mesmos alimentos que são influenciados pela mesma localização geográfica da África Oriental. Isto também é apoiado pelo facto de que na região central, a maioria dos agregados familiares utiliza normalmente óleos/gorduras durante a preparação dos alimentos para os fritar.

Este estudo constatou que o consumo de leguminosas, que são geralmente mais baratas, era mais elevado do que o de produtos de origem animal, como a carne e o peixe. O consumo de legumes na dieta foi fraco, tendo apenas uma pequena percentagem dos inquiridos (13,3%) comido legumes nas 24 horas anteriores ao estudo. No departamento de nutrição de Mildmay, as PVVS são frequentemente aconselhadas a aumentar o consumo de legumes, embora, com base nestes resultados, a informação dietética não seja traduzida em acções. A outra razão para isto pode ser o facto de a maioria dos utentes não ter fontes regulares de rendimento (salário) e comer normalmente um alimento básico e uma leguminosa nas refeições principais, em vez de vegetais e produtos animais. Isto foi afirmado por um dos participantes da DGF como *"É mais fácil para nós comprar legumes e frutos secos para a maioria das nossas refeições. Afinal de contas, comemos sobretudo molho de amendoim nas nossas refeições". "Comprar coisas como fígado é demasiado caro para nós. Só as pessoas ricas é que podem pagar refeições tão caras"*, referiu uma participante do GFD.

Neste estudo, uma grande parte dos inquiridos (63%) tinha uma pontuação de diversidade alimentar bastante adequada de 5 ou mais grupos de alimentos consumidos nas 24 horas anteriores. *"Porque alguns de nós vivem nas nossas próprias casas, podemos cultivar alguns dos nossos alimentos. Assim, podemos preparar diversas refeições, incluindo mandioca e chá ao pequeno-almoço, ao almoço temos frequentemente molho de amendoim e nakati e, quando podemos, compramos peixe pequeno para o jantar. No intervalo, tendemos a comer mandazi e coisas do género"*, disse uma participante do FGD. Isto contrasta com as conclusões de outros estudos que observaram que mais de metade dos adultos com VIH têm uma ingestão alimentar inadequada (Jean et al, 2001 e Woods et al, 2002). Este contraste pode ser explicado pelo facto de quase todos os inquiridos no estudo já estarem a fazer terapêutica antiretroviral e, por conseguinte, terem provavelmente melhor saúde do que os doentes estudados nos outros estudos. Os outros estudos também poderiam ter analisado exaustivamente a ingestão alimentar das PVVS durante períodos de tempo mais longos, em comparação com o período de 24 horas que foi utilizado neste estudo. A outra diferença também pode ter sido criada devido a variações geográficas, bem como à altura dos estudos, por exemplo, um estudo realizado numa época de colheita em comparação com um estudo realizado numa época de plantação. Por último, enquanto neste estudo foram utilizadas pontuações de diversidade dietética, o estudo citado utilizou as doses dietéticas recomendadas (RDA) para micronutrientes (Jean et al, 2001).

6.3 Factores sócio-demográficos

Neste estudo, os clientes do grupo etário mais velho (> 30 anos) apresentaram uma pontuação de diversidade mais elevada, especialmente aqueles com idade superior a 39 anos (OR: 1,23 IC95% 0,74-2,02). Esta conclusão, apesar de não ser estatisticamente significativa, foi semelhante a estudos efectuados nos Estados Unidos da América, onde se verificou que os inquiridos dos grupos etários mais velhos tinham uma ingestão média mais elevada de todos os nutrientes em comparação com os seus homólogos mais jovens (Holcomb et al, 1995). No entanto, estudos efectuados na África Austral revelaram que os adultos mais velhos consumiam pouca variedade de alimentos (Clausen et al, 2004 & Oldewage-Theron, 2008). Esta conclusão pode ser explicada pela diferença nas populações estudadas nestes estudos. A maioria dos inquiridos neste estudo estava na meia-idade, com uma idade média de 36 anos, enquanto que nos outros estudos os inquiridos eram geriátricos, com mais de 60 anos e com um estado de VIH desconhecido.

Neste estudo, não foi observada uma associação estatisticamente significativa entre o nível de educação e a diversidade alimentar, embora o UDHS 2006 tenha mostrado uma diferença na diversidade alimentar entre as pessoas com pouca ou nenhuma educação em comparação com as pessoas com mais educação. Este resultado contrasta com os resultados de outros estudos que estabeleceram que o ensino superior está associado ao consumo regular de uma maior variedade de alimentos (Clausen et al, 2004 & Holcomb et al, 2005). Esta diferença pode ser explicada pelo facto de as populações estudadas nos últimos estudos serem de estatuto VIH desconhecido, ao contrário deste estudo, cujos inquiridos eram todos VIH positivos. Isto também pode ser explicado pelo facto de as PVVS do Centro Mildmay receberem frequentemente educação e aconselhamento nutricional quando procuram os serviços do centro, independentemente da sua formação académica, o que melhorou os conhecimentos básicos sobre nutrição.

Alguns estudos referem que os residentes urbanos têm frequências de consumo mais elevadas para todas as categorias de alimentos do que os residentes rurais (Holcomb et al, 1995) e que a urbanização é acompanhada por uma melhoria na ingestão de micronutrientes (Vorster et al, 2005). No presente estudo, a maioria dos inquiridos vivia num ambiente urbano (69,8%). No entanto, este estudo não encontrou uma associação estatisticamente significativa entre a diversidade alimentar e a área de residência (Urbana/Rural) (OR: 0,99 IC 95% 0,51-1,97). A falta de significância estatística pode ser explicada pelo tamanho limitado da amostra utilizada neste estudo. A outra explicação para esta diferença pode dever-se ao facto de a área de residência neste estudo ter sido auto-referida pelos inquiridos e, por conseguinte, muito subjectiva.

A região de origem estava associada a uma elevada diversidade alimentar. Os inquiridos originários da parte ocidental do Uganda apresentavam um risco menor de ter uma pontuação baixa de diversidade alimentar em comparação com os originários do Norte e do Leste do Uganda. Esta conclusão é semelhante à de um estudo efectuado nas zonas rurais do Burkina Faso (África Ocidental), que mostrou evidências de uma diferença óbvia nas pontuações da dieta entre os grupos étnicos (Savy et al, 2005). Isto pode ser influenciado pelo facto de a região nordeste do Uganda ter sido frequentemente afetada por condições meteorológicas desfavoráveis, tais como secas e inundações, mas também por insurreições políticas que afectam a segurança alimentar. Por esta razão, as pessoas da região ocidental exibiram então o efeito de trabalhador saudável, parecendo ter um risco menor de baixa diversidade alimentar.

Neste estudo, não foi observada uma associação estatisticamente significativa entre a religião e a diversidade alimentar (OR: 0,67; IC 95%: 0,22-2,00). Esta conclusão é contrária à de Savy e outros (2005), que encontraram influência da religião nas pontuações de diversidade, com as mulheres cristãs a terem as pontuações mais elevadas, enquanto as mulheres muçulmanas tinham as pontuações mais baixas. Estas conclusões são diferentes provavelmente porque este estudo tinha menos muçulmanos e outros não cristãos, ao contrário do outro estudo que tinha uma proporção ligeiramente maior de não cristãos. As comunidades do Uganda são maioritariamente cristãs, sendo que mais de 60% da população é cristã (UDHS, 2006). Neste estudo, o estado civil também não foi associado de forma independente à diversidade alimentar. No entanto, outros estudos mostraram que os indivíduos casados consomem mais porções do que os solteiros (Deshmukh-Taskar et al, 2007). A diferença entre estes resultados pode possivelmente ser explicada pelo facto de as populações estudadas nestes dois estudos serem diferentes e terem normas sociais e culturais diferentes que regem o casamento. Neste estudo, outros comportamentos sociais, como o consumo de álcool e o consumo de cigarros, não mostraram qualquer associação com a diversidade alimentar (OR: 0,41, 95%; IC: 0,04-3,80) e (OR: 0,53; 95% IC: 0,23-1,18), respetivamente. Isto é apoiado pelos resultados de Marian Fisher e Tavia Gordon em 1985, que não reflectiram qualquer relação entre o consumo de tabaco e de álcool e a dieta dos homens. No entanto, isto pode talvez dever-se ao facto de a maioria dos inquiridos neste estudo ser do sexo feminino e também ao facto de muito poucos inquiridos neste estudo terem declarado consumir álcool, 38 (23%), e fumar cigarros, 5 (3%).

6.4 Factores socioeconómicos

Apenas 21,9% dos inquiridos tinham rendimentos regulares (salário). A razão poderá ser a perda de emprego devido a problemas de saúde frequentes, tal como evidenciado por um participante desta declaração de DGF. *"Alguns de nós, que estavam anteriormente empregados, abandonaram o trabalho ou foram despedidos devido a problemas de saúde. Por isso, temos de improvisar com trabalho ocasional sempre que nos sentimos melhor. Mas não é fácil". "É mais fácil arranjar emprego se se for forte fisicamente do que se se estiver sempre doente",* participante masculino do FGD (36-65 anos).

Este estudo revelou uma associação estatisticamente significativa entre um rendimento regular (salário) e a diversidade alimentar (AOR: 4,28 IC 95% 1,53-11,98). Os inquiridos que tinham um rendimento irregular tinham quatro vezes mais probabilidades de ter uma baixa diversidade alimentar, tal como observado nas discussões dos grupos de centragem. "*Se não se tem uma fonte de rendimento regular,*

como um salário, não é fácil mudar a dieta como se quer", participante feminina do GFD (18-35 anos). Esta conclusão é semelhante a vários estudos realizados na África Ocidental e noutras partes do mundo em desenvolvimento, que concluíram que a diversidade alimentar era maior entre os que viviam em contextos socioeconómicos melhores (Torheim et al, 2004; Savy et al, 2005 & Deshmukh et al, 2007). Verificou-se que os inquiridos com rendimentos mais baixos sofrem de insegurança alimentar (De Marco et al, 2007) e têm padrões alimentares inconsistentes (Davis et al, 1998). Turell et al, em 2002, descobriram que as pessoas de meios socioeconómicos desfavorecidos eram menos propensas a comprar alimentos de mercearia que eram comparativamente ricos em fibras e pobres em gordura, sal e açúcar e que as pessoas empregadas em profissões manuais e os residentes de agregados familiares com baixos rendimentos compravam menos tipos de fruta e legumes, e com menos regularidade, do que os seus homólogos de estatuto mais elevado. A razão mais provável para estes resultados poderá ser o facto de os inquiridos com um rendimento regular terem mais probabilidades de ter acesso a alimentos e de ter uma segurança alimentar adequada, o que resulta numa dieta mais diversificada. Este estudo também descobriu que havia uma associação estatisticamente significativa entre a fonte de alimentação (comprada ou não) e a diversidade alimentar. Os inquiridos que tinham outras fontes de alimentos como principal fonte de segurança alimentar eram mais propensos a ter uma dieta mais diversificada (AOR:
3.00 95%CI 1.06-8.51). Este resultado é semelhante aos resultados de um estudo efectuado por Kwon e outros (2001) que concluiu que os agregados familiares com quintas e jardins têm maior segurança alimentar do que aqueles que não têm. Isto pode ser explicado pelo facto de que as pessoas com outras fontes de alimentos têm alternativas fáceis de fontes de alimentos para complementar o seu poder de compra de alimentos e são mais propensas a ter uma dieta diversificada.

6.5 Factores relacionados com a saúde associados à ingestão alimentar

Neste estudo, não foi observada uma associação estatisticamente significativa entre o aconselhamento nutricional e a diversidade alimentar (AOR: 5,97 IC 95% 0,72-49,62).

Esta constatação contrasta com as conclusões de um estudo realizado na África Ocidental, que estabeleceu que os inquiridos seropositivos responderam favoravelmente ao aconselhamento nutricional sobre a ingestão alimentar, como evidenciado por uma melhoria do peso (Tabi et al, 2006). Isto pode ser explicado pelo facto de, no contexto em que o estudo foi realizado, quase todos os inquiridos receberem regularmente aconselhamento sobre nutrição (93%) na unidade de nutrição do Mildmay Centre.

Verificou-se que uma alimentação de melhor qualidade está menos associada a obstáculos como o facto de se sentir doente e a menos problemas relacionados com doenças ou medicamentos (Scott et al, 1998). Um estudo anterior demonstrou que a ingestão alimentar dos doentes infectados pelo VIH é agravada por acontecimentos clínicos como a anorexia, o catabolismo, a infeção crónica, a febre, a ingestão deficiente de nutrientes, as náuseas, os vómitos, a diarreia, a má absorção, os distúrbios metabólicos, a falta de acesso aos alimentos, a depressão e os efeitos secundários dos medicamentos, sendo a ingestão nutricional geralmente inferior à recomendada (Young, 1997). Também um estudo efectuado por De Luis DA em 2002 concluiu que as contagens baixas de CD4+ estavam associadas a uma ingestão inadequada de nutrientes. Estas conclusões são contrárias às conclusões do presente estudo, que não encontrou uma associação estatisticamente significativa entre a diversidade alimentar e o estado imunitário/contagem de células CD4, a toma de medicamentos como a TAR e a septrina para profilaxia e problemas de saúde (OR 0,41: IC 95% 0,14-1,22), (OR 0,72: IC 95% 0,37-1,41), (OR: 2,6; IC 95%: 0,41-16,19), (OR: 0,91; IC 95%: 0,32-2,60), respetivamente. Esta diferença nos resultados pode ser explicada pelo facto de a maioria dos inquiridos do estudo, 102 (60%), ter tomado estes medicamentos durante mais de um ano, um período em que é menos provável que ocorram eventos clínicos relacionados com medicamentos. Apenas 17 (10%) dos inquiridos referiram ter-se sentido mal durante o período do estudo. Além disso, a maioria dos inquiridos pode também ter tido várias oportunidades de receber educação nutricional dos profissionais de saúde e ter aprendido a lidar individualmente com a situação, a ter melhor saúde e a gerir as complicações utilizando intervenções dietéticas básicas. Estes resultados podem ser explicados pelo facto de este estudo ter analisado a ingestão alimentar geral em relação aos grupos de alimentos, ao contrário dos últimos estudos que se centraram na ingestão de nutrientes como resultado do estudo.

6.6 Limitações do estudo

- Este estudo excluiu os inquiridos das clínicas satélites do TMC e dos locais de divulgação comunitária e, por conseguinte, reduz o poder de inferência sobre todas as PVVS servidas pelo Mildmay Centre Uganda. No entanto, a maioria dos doentes é atendida no centro principal em Lweza, onde o estudo foi efectuado.
- Um dos pressupostos deste estudo foi o facto de o período de recordação de 24 horas fornecer uma indicação da dieta habitual de um indivíduo. No entanto, este efeito foi minimizado pela exclusão dos inquiridos que tinham tido uma ingestão alimentar não habitual nas 24 horas anteriores, como banquetes em funções e celebrações.
- Devido à amostragem intencional dos inquiridos do estudo, os muito fracos ou muito doentes foram inadvertidamente excluídos. Este facto torna os resultados do estudo menos generalizáveis a todas as PHA em diferentes fases de doença.
- O estudo utilizou a diversidade alimentar como medida de substituição da qualidade da alimentação, que não mede especificamente a ingestão recomendada de nutrientes. No entanto, estudos dietéticos realizados anteriormente provaram que esta medida reflecte adequadamente a adequação dos nutrientes.
- Os instrumentos de recolha de dados do estudo foram traduzidos para apenas uma língua local - Luganda, o que, no entanto, poderia ter criado preconceitos entre o entrevistador e o inquirido

  O luganda é a língua local comummente utilizada e, por conseguinte, compreendida pela maioria da população ugandesa e a recolha de dados foi facilitada pela utilização de entrevistas por assistentes de investigação formados, utilizando instrumentos pré-testados e editados.

CAPÍTULO 7

7.0 CONCLUSÕES E RECOMENDAÇÕES

7.1 CONCLUSÕES

Este estudo permite concluir o seguinte;

- Mais de metade dos clientes (PHA, 18 a 65 anos) que recebem cuidados no Centro Mildmay, na Entebbe Road, consomem uma diversidade moderadamente adequada de alimentos e de número de refeições por dia. No entanto, verificou-se que menos de 20% dos clientes ingeriam de forma inadequada alimentos ricos em vitamina A, legumes e frutas.
- De todas as características sócio-demográficas deste estudo, apenas a região de origem foi associada à diversidade alimentar. A proveniência da região ocidental foi protetora de uma baixa diversidade alimentar em comparação com a região nordeste.
- Uma fonte regular de rendimento (salário) e outras fontes de alimentos, como a própria horta e o apoio alimentar para além da compra, permitem aumentar a diversidade alimentar.
- O aconselhamento nutricional, a toma de TAR ou septrina, o nível de contagem de células CD4 e o facto de ter estado bem nas 2 semanas anteriores ao estudo não foram associados à diversidade alimentar neste estudo.

7.2 RECOMENDAÇÕES

Com base nos resultados e conclusões do presente estudo, são formuladas as seguintes recomendações:

- A educação nutricional fornecida pelos prestadores de cuidados de saúde deve incentivar os doentes a aumentar a diversidade da ingestão alimentar, concentrando-se numa variedade de grupos de alimentos recomendados, incluindo alimentos ricos em vitamina A, frutas e legumes. Este objetivo pode ser orientado pelo desenvolvimento e utilização de materiais de apoio durante o aconselhamento nutricional.

- Os prestadores de cuidados de saúde devem apoiar os doentes, sem rendimentos regulares (salário) e aqueles cuja principal fonte de alimentação é a compra, a cultivarem as suas próprias hortas e a acederem aos apoios alimentares disponíveis, de modo a complementarem a sua fonte de alimentação e a melhorarem a sua ingestão alimentar.

REFERÊNCIAS

Bendich A & Chandra RK Eds. (1990). Micronutrients and Immune Function. *Academia de Ciências de Nova Iorque, Nova Iorque.*

Boulanger PM, Perez-Escamilla R, Himmelgreen D, Segura-Millan S, Haldeman L, (2000) Determinants of nutrition knowledge among low-income Latino caretakers. *J Am Diet Assoc. 2002 Jul;102(7):978-81.*

Casttebon K, Kadio A, Bondurand A, Boka Yao A, Barouan C, Coulibaly Y, Anglaret X, Msellati P, Malvy D, Dabis F, (1995). Estado nutricional e consumo alimentar em inquiridos infectados com o vírus da imunodeficiência humana (VIH) em Abidjan. Cote D'Ivoire. *Jornal Europeu de Nutrição Clínica. fevereiro de 1997, Volume 51, Número 2, Páginas 81-86*

Clausen T, Karen E. Charlton, Kesitegile S.M. Gobotswang, PhDc, Gerd Holmboe-Ottesen, (2004). Predictors of food variety and dietary diversity among older persons in Botswana. *Elsevier; www.elsevier.com/locate/nut.*

Dannhauser A, Van Staden AM, Van der Ryst E, Nel M, Marais N, Erasmus E, et al (1999). Estado nutricional dos inquiridos seropositivos para o VIH-1 na província de Free State da África do Sul: perfil antropométrico e dietético. *Jornal Europeu de Nutrição Clínica; 53: 165-73.*

Ddamulira J B M (2006). Factores associados ao atraso no diagnóstico da infeção pelo VIH no distrito de Mukono, Uganda. *Uma dissertação apresentada em cumprimento parcial para a atribuição do grau de Mestre em Saúde Pública. Instituto de Saúde Pública da Universidade de Makerere, Kampala.*

David Lawson (2004). Determinants of Health seeking Behaviour in Uganda- Is it just income and user fees that are important. *Documento fornecido pela Universidade de Manchester, Instituto de Política e Gestão do Desenvolvimento (IDPM).*

De Luis DA, Bachiller P, Aller R, de Luis J, Izaola O, Terroba MC, Cuellar L, Gonzalez Sagrado M (2002). Relation among micronutrient intakes with CD4 count in HIV infected respondents] *J Nutr Hosp. 2002 Nov-Dec;17 (6):285-9.*

Deshmukh-Taskar, Priya Nicklas, Theresa Yang, Su-Jau, Berenson, Gerald (2005). Childhood eating behaviors: prevention of childhood obesity and chronic diseases (Comportamentos alimentares na infância: prevenção da obesidade infantil e de doenças crónicas). *Journal of The American Dietetic Association. 13 de dezembro de 2005.*

El Hiday MM, Zumrawi FY. O efeito de um programa de educação nutricional em mulheres grávidas que frequentam a clínica modelo de Khartoum. *Adolesc Med. 1992 Oct;3 (3):439-458.*

FANTA (2006). Developing and Validating Simple Indicators of Dietary Quality and Energy Intake of Infants and Young Children in Developing Countries (Desenvolvimento e validação de indicadores simples da qualidade da dieta e da ingestão de energia de bebés e crianças pequenas em países em desenvolvimento): Resumo das conclusões da análise de 10 conjuntos de dados. Grupo de Trabalho sobre Indicadores de Alimentação de Lactentes e Crianças de Tenra Idade. *Projeto de Assistência Técnica em Alimentação e Nutrição (FANTA), Academy for Educational Development (AED), Washington, D.C.*

FAO, (1999). Nutrição e HIV/SIDA. *Uma publicação da divisão de alimentação e nutrição da FAO.*

FAO (2006). Proteger e Melhorar a Segurança Alimentar e Nutricional dos Agregados Familiares nas Áreas Afectadas pelo HIV/SIDA nas Províncias de Manica e Sofala, Maputo, Moçambique. *Um relatório de inquérito de base novembro/dezembro de 2006.*

FAO/WHO/IFPRI (2004). Workshop sobre diversidade e qualidade da dieta. Roma, Itália: *FAO/OMS/IFPRI; (Out):11-13.*

Foote JA, Murphy SP, Wilkens LR, Basiotis PP, Carlson A (2004): Dietary variety increases the probability of nutrient adequacy among adults. *JNutr134 :1779 -1785.*

Hatloy A, Hallund J, Diarra MM & Oshaug A (2000): Food variety, socioeconomic status and nutritional status in urban and rural areas in Koutiala (Mali). *Public Health Nutr. 3, 57-65.*

Hoddinott, J. & Yohannes, Y (2002). Dietary diversity as a food security indicator (A diversidade alimentar como indicador de segurança alimentar). FANTA2002 , WashingtonDC . *http://www.aed.org/Health/upload/dietarydiversity. pdf*

Holcomb CA. Positive influence of age and education on food consumption and nutrient intakes of older women living alone. *J Am Diet Assoc. 1995 Dec; 95(12):1381-6.*

Hsu-Hage BH, Wahlqvist ML: Variedade alimentar dos chineses adultos de Melbourne: um estudo de caso de uma população em transição. *World Rev Nutr Diet79 :53 -69,1996*

Jean H Kim, Donna Spiegelman, Eric Rimm e Sherwood L Gorbach The correlates of dietary intake among HIV-positive adults. *American Journal of Clinical Nutrition, Vol. 74, No. 6, 852-861, dezembro de 2001.*

Keating J, Bjarnason I, Somasundaram S, et al., (1995) Intestinal absorptive capacity, intestinal permeability & jejunal histology in HIV their relation to diarrhea. *Gut 1995; 37: 623-9*

Gina L. Kennedy, Maria Regina Pedro, Chiara Seghieri, Guy Nantel e Inge Brouwer, (2007) Dietary Diversity Score Is a Useful Indicator of Micronutrient Intake in Non-Breast-Feeding Filipino Children. *The American Society for Nutrition J. Nutr. 137:472-477, fevereiro de 2007.*

Kinabo J; A. P. Mnkeni; C. N. M. Nyaruhucha; J. Msuya; Anna Haug; J. Ishengoma. Feeding frequency and nutrient content of foods commonly consumed in the Iringa and Morogoro regions in Tanzania, 2006. *http://www.informaworld.com/smpp/title.* Acedido em 4 de julho de 2009.

Kotler D, Tierney AR, Wang J, Pierson RN. 1989. Magnitude of body cell mass depletion and the timing of death from wasting in AIDS. *Am J Clin Nutr 50:444-7.*

Linda Mayoux, (2006). Sustainable Micro-finance for Women's Empowerment. *Relatório do Workshop, novembro de 2006.*

Marian Fisher e Tavia Gordon, (1985). A relação dos hábitos de beber e fumar com a dieta. The lipid research clinics study *American Journal of clinical nutrition l985;4 1:623-630.*

McCullough ML, Feskanich D, Stampfer MJ, Giovannucci EL, Rimm EB, Hu FB, Spiegelman D, Hunter DJ, Colditz GA, Willitt WC: Diet quality and major chronic disease risk in men and women: moving toward improved dietary guidance. *Am J Clin Nutr76 :1261 -1271,2002.*

Meyer SA (1994) Measuring the Potential for Malnutrition in People with the Human Immunodeficiency Virus. *Associação Dietética da Florida, Palm Beach, FL. 1994*
Michels KB, Wolk A. A prospective study of healthy foods and mortality in women. *Int J Epidemiol. 2002;31:847-54.*

Morgan D, Maude GH, Malamba SS, Okongo MJ, Wagner HU, Mulde D, et al. Progressão da doença do VIH-1 e perturbações que definem a SIDA na zona rural do Uganda. *Lancet 1997; 350: 245-50.*

Nicholas T. Vozoris e Valerie S. Tarasuk (2003)· Household Food Insufficiency Is Associated with Poor Health. *J. Nutr. 133:120-126, janeiro de 2003.*

Ogle BM, Hung PH, Tuyet HT. Significance of wild vegetables in micronutrient intakes of women in Vietnam: an analysis of food variety. *Asia Pac J Clin Nutr. 2001; 10 (1):21-30. 10(3):249.*

Olalekan A Uthman (2008). Prevalência e padrão de desnutrição relacionada com o VIH entre mulheres na África Subsariana: uma meta-análise de inquéritos demográficos sobre saúde. *BMC Saúde Pública* 2008, **8:**226

Oldewage-theron W. H., Kruger R.(2008). Variedade alimentar e diversidade dietética como indicadores da adequação da dieta e do estado de saúde de uma população idosa em Sharpeville, África do Sul. *Jornal de Nutrição para os Idosos.*

Piwoz EG e Preble EA (2000). HIV/AIDS and Nutrition, A review of the list & recommendations for Nutritional Care & Support in Sub-Saharan Africa. *Apoio à Análise e Investigação em África (SARA) Projeto Academia para o Desenvolvimento Educativo, Washington DC 20009. III: 8-21.*

Resler S. Nutrition care of AIDS patients. *J Am Diet Assoc 1988; 88(7): 828-832.*

Sanusi Rasaki Ajani, Badejo Catherine Adebukola1 e Yusuf Bidemi Oyindamola, (2006). Measuring Household Food Insecurity in Selected Local Government Areas of Lagos and Ibadan, Nigeria (Medição da Insegurança Alimentar dos Agregados Familiares em Áreas Locais Seleccionadas de Lagos e Ibadan, Nigéria). *Jornal de Nutrição do Paquistão 5 (1): 62-67, 2006.*

Savy M, Y Martin-Pre'vel1, P Sawadogo, Y Kameli e F Delpeuch, (2005). Utilização de pontuações de variedade/diversidade para medir a qualidade da dieta: relação com o estado nutricional das mulheres numa zona rural do Burkina Faso. *J. Nutr. 136:2625-2632, outubro de 2006.*

Scrimshaw NS e SanGiovanni JP (1997). Sinergismo entre nutrição, infeção e imunidade: uma visão geral. *Am J Clin Nutr* 1997; 66: 464S-477S.

Soyiri IN e Laar AK. Dietary diversity approach: a key component to the management of HIV/AIDS patients in Ghana (Abordagem da diversidade alimentar: uma componente fundamental para a gestão de doentes com VIH/SIDA no Gana). *Int Conf AIDS. 2004 Jul 11-16; 15: resumo no. D11497.*

Tabi M e Robert L. Vogel, (2005). Aconselhamento nutricional: uma intervenção para doentes seropositivos. *Journal of Advanced Nursing Volume 54, Número 6, páginas 676-682, junho de 2006.*

Tang AM, Graham NM, Semba RD, (1997). Vitamina A e E na progressão da doença do VIH. . *J Acquir Immune Defic Syndr* 1997; 11: 613-620.

Estratégia de Nutrição e VIH/SIDA do Quénia, (2007-2010).

Relatório anual do Mildmay Centre, (2006-2007).

Torheim LE, Barikmo I, Parr CL, Hatloy A, Ouattara F & Oshaug A(2003): Validação da variedade alimentar como um indicador da qualidade da dieta avaliada com um questionário de frequência alimentar para o Mali Ocidental. *Eur. J. Clin. Nutr. 57, 1283-1291.*

Toulmin C (1986): Access to food, dry season strategies and household size amongst the Bambara of Central Mali. *IDS Bull 17, 58-67.*

Turrell, G.; Hewitt, B.; Patterson, C.; Oldenburg, B.; Gould, T. Socioeconomic differences in food purchasing behaviour and suggested implications for diet-related health promotion. *Journal of Human Nutrition & Dietetics. 15(5):355-364, outubro de 2002.* Acedido em 12/5/2009.

Inquérito Demográfico e de Saúde do Uganda, (2006). Kampala: Uganda,

Ministério da Saúde do Uganda (2006). Cuidados e apoio nutricionais para pessoas que vivem com VIH/SIDA no Uganda: Directrizes para Prestadores de Serviços. *República do Uganda.*

ONUSIDA (2008). Uma visão global da infeção pelo VIH: mapa de prevalência do Relatório Global de 2008
Relatório sobre a epidemia mundial de SIDA, ONUSIDA, maio de 2008 www.unaids.org/en/HIV: Acedido em 19/1/08.

Vorster HH, Venter CS, Wissing MP, Margetts BM (2005). The nutrition and health transition in the North West Province of South Africa: a review of the THUSA (Transition and Health during Urbanization of South Africans) study. *Public Health Nutr. 2005 Aug; 8(5):480-90.*

Wheeler DA, Gilbert CL, Launer CA, et al (1998). Weight loss as a predictor of survival and disease progression in HIV infection (Perda de peso como indicador de sobrevivência e progressão da doença na infeção pelo VIH). *J Acquir Immune Defic Syndr; 18:80-5.*

Woods MN, Knox TA, Speigelman D, et al (2001). Dietary intake in a large HIV cohort. *Dissertação de doutoramento. Escola de Saúde Pública de Harvard, Boston, www.ajcn.org/cgi/content/full/74/6/852.*

Young JS. HIV and medical nutrition therapy. *J Am Diet Assoc. 1997 Oct; 97(10 Suppl 2):S161-6.*

Zachariah. R; Fitzgerald. M; Massaquoi. M; Pasulani. O; Arnould. L; Makombe. S; Harries. AD, (2006). Factores de risco para mortalidade precoce elevada em inquiridos em tratamento antirretroviral num distrito rural do Malawi. *AIDS. 2006 Nov 28; 20(18):2355-60*

APÊNDICES

Apêndice 1: Questionário para os inquiridos (inglês)

Faça um círculo à volta da(s) opção(ões) escolhida(s) ou escreva a resposta adequada no espaço fornecido.

1. Informações sócio-demográficas

1.1Factores individuais

1.1.1 Género/sexo:

[1] Masculino [2] Feminino

1.1.2 Qual é a sua idade? (Anos) -------------------

1.1.3 Qual é a sua tribo? Eu sou

1.1.4 Qual é a sua religião?

[1] Protestante [4] Adventista do Sétimo Dia

[2] Católico [5] Outro (Especificar) ---------------

[3] muçulmano

1.1.5 Qual é o seu estado civil atual?

[1] Solteiro (Nunca casou, separado/divorciado)

[3] Casado (Incluindo coabitação)

1.1.6 Qual é o nível de ensino mais elevado que obteve?

[1]Nenhum [4] Formação universitária

[2] Ensino primário [5] Ensino superior

[3] Ensino secundário

1.2 Factores sociais

1.2.1 Descreva a sua residência atual.

[1] Urbano [2] Rural

1.2.2 Quantas pessoas vivem no seu agregado familiar?

Número total de -------------------- pessoas.

1.2.3 Se houver mais de 2 pessoas no seu agregado familiar, especifique a qual destas categorias pertencem.

[1] Imediato

[2] Alargado

1.2.4 Fuma cigarros?

[1] Não [2] Sim

1.2.5 Bebe álcool?

1.] Não [2] Sim

2. Informações socioeconómicas

2.1 Qual é a sua atividade profissional principal?

[1] Estudante [4] Trabalhador ocasional/tempo parcial

[2] Empregado [5] Agricultor

[3] Empresário (trabalhador por conta própria) [6] Desempregado

[7] Outros (Especificar) ----------

2.2 É o chefe do seu agregado familiar?

[1] Não [2] Sim

2.3 Em caso negativo, qual é a profissão do chefe do agregado familiar?

[1] Empregado [4] Agricultor

[2] Empresa (trabalhador independente) [5] Desempregado

[3] Trabalhador ocasional/tempo parcial [6] Outro (Especificar) ------

2.4 Qual é a principal fonte de alimentação do seu agregado familiar?

[1] Compra (mercado/mercearia) [4] Assistência social/ONG

[2] Quinta/horta do agregado familiar [5] Outro (Especificar) ----------------

[3] Parentes e amigos

3. Factores de saúde

3.1 De que é que foi tratado hoje?

____

3.2 Qual foi a sua última contagem de células CD4? ______________________________

3.3 Está a tomar ARV's?

[1] Sim [2] Não

3.4 Em caso afirmativo, que combinação de ARV está a tomar? ______________________________

3.5 Há quanto tempo está a tomar ARV?

[1] Pelo menos 6 meses [4] 2- 5 anos

[2] 6 meses -1 ano [5] > 5 anos

[3] 1-2 anos

3.6 Teve algum efeito secundário devido à toma dos ARV no último mês?

[1] Sim [2] Não

3.7 Em caso afirmativo, especificar o(s) efeito(s) secundário(s).

3.8 Está a tomar septrina?

[1] Sim [2] Não

3.9 Em caso afirmativo, teve algum efeito secundário devido à toma de septrina no último mês?

[1] Sim [2] Não

3.11 Em caso afirmativo, especificar o(s) efeito(s) secundário(s).

3.12 Não se sentiu bem nas últimas 2 semanas?

[1] Sim [2] Não

3.13 Em caso afirmativo, tem tomado medicamentos?

[1] Sim [2] Não

3.14 Em caso afirmativo, teve algum efeito secundário?

[1] Sim [2] Não

3.15 Em caso afirmativo, especificar o(s) efeito(s) secundário(s).

3.16 Em caso afirmativo, especificar o(s) efeito(s) secundário(s).

3.17 Já teve aconselhamento nutricional no Mildmay Centre?

[1] Sim [2] Não

3.18 Em caso afirmativo, qual foi o tema do aconselhamento nutricional?

[1] Drogas

[2] Infeção/doença

[3] Alimentação geral

[4] Outros (Especificar) --------------------------------

3.19 Em caso negativo, indicar a razão pela qual não o fez?

Apêndice 2: Questionário para os inquiridos (Luganda)

Tikinga ko ansa emu oba wandiika mu ka bangirize akukuweledwa okudamu ebibuuzo binno wammanga.

1. Ebimu kubikukwatako

1.1 Gwe ngoomuntu

1.1.1 Obutonde:

[1] Mussajja [2] Mukazzi

1.1.2 olina emyaka emmeka?

1.1.3 Oliwa kabiraki?

1.1.4 Oliwa diininki?

[1] Mupolotestanti [4] Musevenisida

[2] Mukatoliki [5] Endinni endale yonna ----------------------

[3] Musilamu

1.1.5 Olimufumbo?

[1] Yee

[2] Nedda

1.1.6 Wasooma paka wa?

[1]sasomelako dala [4] Univasite

[2] Pulayimale [5] Tekiniko

[3] Sekenndale

1.2 Ebifa gyoobeela

1.2.1 Ekitundu kyobeela mu.

[1] Tawuni [2] Kyaalo

1.2.2 Enju elbeeramu abantu bameeka?

1.2.3 Famile ya kikkaaki?

[1] Abazaadde naabanababwe.

[2] Oboluganda abalala oba nabemikwaano.

1.2.4 O que é que está a acontecer?

[1] Nedda [2] Yee

1.2.5 O que é que se passa?

1.] Nedda [2] Yee

2. Ebikwaata kubyenfunna

2.1 Mulimu gwangelikki gwofunamu a kasente okwebeezaawo?

[1] Silina [4] Gya lejja lejja

[2] Gwamusaala [5] Bya kulimma

[3] Bizinensi

2.2 Gawakulila amakka?

[1] Nedda [2] Yee

2.3 Bwoba sigwe akulila ammaka, agulila akola mulimo gwangeli kki okuffuna sente ezibabeezaawo?

[1] Silina

[2] Gwamusaala

[3] Bizinensi

[4] Gya lejja lejja

[5] Bya kulimma

2.4 Emmere essinga gye mulya ewaka mugifuna mutya?

[1] Tugigula mu butaale [4] Ekitongole kyekigituwa

[2] Munimiiro yaffe [5] Ewalala wonna

[3] Muboboologanda naabemikwaano

3. Ebikwaata kubulamuu bwo.

3.1 Leero baku janjabyeeki?

3.2 Obusilikale oba sidifooyo elimeeka mu biseera binno ?

3.3 O que é que o utilizador pode fazer?

[1] Sim [2] Não

3.4 Bwoba omila ealavizi, katulabeeko ku zoomila?

3.5 Ealavizi ozimillidde banga ki?

[1] Emyeezi tegisuuka mu 6 [4] Wakatti wemyaaka 2 ne 5

[2] Wakkatti wemyeezii 6 meses noomwaaka gummu [5] Gisuuka mumyaaka 5

[3] Wakatti womwaka gummu ne 2

3.6 Ealavizi zaakuyissa buubbi?

[1] Yee [2] Needa

3.7 Obo zakuyisa bubbi, kikki ekyabaawo.

3.8 Omulila seputulini buligyo?

[1] Yee [2] Nedda

3.9 Bwobba omila seputulini ,alinna obulabbe bwonna bwaakutuusaaako?

[1] Yee [2] Nedda

3.11 Bwabba akuyiisa bubbii, kiki kyenyinni ekikutuukako?

3.12 Obadde mulwadde mu wiiki ebirri zinno eziyisse?

[1] Yee [2] Needa

3.13 Bwobbaa obadde mulwadde, Obadde olikudagalla?

[1] Yee [2] Nedda

3.14 Eddagala lilinna obulabbe bwonna bwelyakuleetedde?

[1] Yee [2] Nedda

3.14 Bwelibba lyakuleteede obullabbe, kiki ekyakutuuseeko kyenyini.

3.15 Wali osomeseedwaako abasawo ba Mildmay ebikwaata ku kulya oba okweliisa ?

[1] Yee [2] Nedda

3.16 Bwobba wasomesebwaako, biiki byebakusomesaako?

[1] Dagala

[2] Mubulwadde

[3] Okweeliisa

[4] Ekilala kyonna ------------------------------------

3.17 Bwobba tosomesebwangako, mundowooza yo, olowooza kki ekyabagaana okusomessa ku byendya?

Apêndice 3: Instrumento de recordação alimentar de 24 horas

Por favor, preencha uma lista de todos os alimentos e bebidas que foram consumidos na noite e no dia anteriores.

TempoAlimentação/Método de preparação
Bebida/Fruta/Verdura (frita/cozida) 12:00am- 06:00am
08:00h- 12:00
16:00h- 20:00
12:00h- 16:00
10:00 hs-

12:00
10:00

06:00am-

Apêndice 4: Recordatório alimentar de 24 horas - Ferramenta de pontuação da diversidade alimentar

LER A LISTA DE ALIMENTOS.

ASSINALE COM *UM* SE O ALIMENTO EM QUESTÃO FOI CONSUMIDO,

ASSINALE COM UM *ZERO* SE O ALIMENTO NÃO FOI CONSUMIDO.

A Qualquer Matooke, posho, pão de milho painço, pão, massa, biscoitos, bolachas ou quaisquer outros alimentos feitos de milho painço, sorgo, milho, arroz,

trigo, ou milho,

aveiaA

|___|

B Qualquer abóbora, cenoura ou batata-doce que seja

amarelo ou laranja no interior?

B.

....|___|

C Batata branca, inhame branco, mandioca, aipim ou qualquer outro alimento feito de raízes ou tubérculos?

....|___|

D Vegetais de folha verde escura, tais como folhas de mandioca, folhas de feijão, couve, espinafres, folhas de pimento, folhas de taro e folhas de amaranto? D

....|___|

EQuaisquer outros vegetais

?

F Mangas maduras, papaias maduras ou [INSERIR QUALQUER

OUTROS ALIMENTOS RICOS EM VITAMINA A DISPONÍVEIS LOCALMENTE

FRUTA?

G Mais alguma fruta? ....|___|

H Carne de vaca, porco, borrego, cabra, coelho, caça selvagem, galinha, pato ou outras aves, fígado, rim, coração ou outros órgãos?

....|___|

IAnyeggs ?

I..|___|

J Alimentos à base de feijão, ervilhas ou lentilhas?

J

....|___|

LAlgum queijo, iogurte, leite ou outros produtos lácteos?

L..|___|

M Algum peixe?

M..|___|

NAlguns alimentos feitos com óleo, gordura ou manteiga?

N ....|___|

Adotado da FAO/Divisão de Nutrição e Proteção do Consumidor, versão de maio de 2007

Apêndice 5: Guia de discussão dos grupos de discussão

Percepções, crenças e atitudes sobre a alimentação no contexto do VIH

1. O que é que entende por alimentação saudável?

2. As PVVS devem prestar muita atenção aos seus hábitos alimentares? (Porquê?)

3. Na sua opinião, quais são os alimentos importantes que as PVVS devem consumir?

4. Fazes um esforço extra para pensar no que comes?

5. Justifica a tua resposta.

6. Que tipo de alimentos considera que constituem uma dieta de boa qualidade?

7. Quantas refeições principais acha que uma dieta de qualidade deve ter num dia (período de 24 horas)?

8. Quantas refeições ligeiras deve ter uma dieta de boa qualidade num dia (período de 24 horas)?

9. Acha que as PVVS devem ter uma dieta especial?

10. Justifica a tua resposta.

11. Qual é a fonte das informações do ponto 6.3?

Por exemplo, educação formal, meios de comunicação, da comunidade, dos profissionais de saúde

12. Qual destas fontes consideras fiável? (Porquê?)

13. De que outra forma gostaria de ter obtido informações sobre como se alimentar bem?

14. Quais são as principais influências sobre o que comes?

15. Qual é a sua opinião geral sobre os serviços de nutrição do centro de Mildmay?

16. O que é que acha que deveria ser feito para melhorar os serviços de nutrição no Mildmay Centre?

Apêndice 6: Formulário de consentimento dos participantes

TheMildmayCentreUganda
Formulário de informação e consentimento do participante na investigação

DESCRIÇÃO DA INVESTIGAÇÃO

Está convidado a participar num estudo de investigação sobre os factores que afectam a ingestão de alimentos por parte de adultos com idades compreendidas entre os 18 e os 65 anos que vivem com o VIH/SIDA e que frequentam o centro Mildmay.

EM QUE CONSISTE A MINHA PARTICIPAÇÃO?

Se decidir participar nesta investigação, ser-lhe-á pedido que preencha um questionário sobre si próprio e sobre os alimentos que ingeriu nas últimas 24 horas ou que participe num grupo de discussão sobre as opiniões gerais das pessoas que vivem com o VIH/SIDA relativamente à alimentação. As pessoas que aceitaram participar nos grupos de discussão serão gravadas em cassete de rádio e só serão ouvidas pelo investigador. A sua participação terá uma duração aproximada de 30 minutos.

EXISTEM RISCOS PARA MIM OU BENEFÍCIOS PARA MIM?

Não prevemos quaisquer riscos nem esperamos quaisquer benefícios directos da sua participação neste estudo.

COMO É QUE A MINHA CONFIDENCIALIDADE SERÁ PROTEGIDA?

Embora seja provável que haja publicações em resultado deste estudo, o seu nome não será utilizado. Apenas serão publicadas as características do grupo.

QUEM DEVO CONTACTAR SE TIVER DÚVIDAS?

Pode contactar a Dra. Nanziri Carol, a estudante investigadora, ou os responsáveis pela investigação do Centro Mildmay através do número de telefone 0772518045 para colocar quaisquer questões sobre a investigação em qualquer altura e, se tiver quaisquer questões sobre os seus direitos enquanto sujeito de investigação, contacte o responsável pela investigação do Centro Mildmay através do número de telefone 0312-210200. A sua participação é totalmente voluntária. Se decidir não participar ou retirar-se do estudo, isso não terá qualquer efeito sobre os serviços ou tratamentos que está a receber atualmente.
A sua assinatura indica que leu este formulário de consentimento, teve a oportunidade de colocar quaisquer questões sobre a sua participação nesta investigação e consentiu voluntariamente em participar. Receberá uma cópia deste formulário para os seus registos.

Nome do participante (em letra de imprensa): ______________________________

Assinatura Data

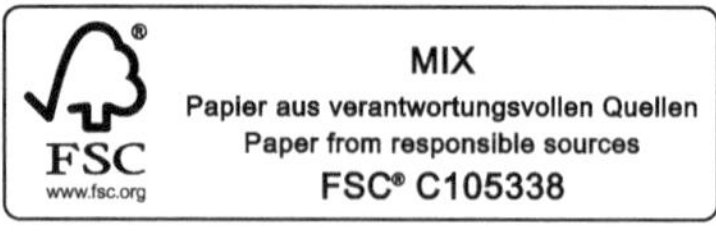

Printed by Books on Demand GmbH, Norderstedt / Germany